P. MÉGNIN

Les Parasites Articulés

maladies qu'ils occasionnent

Paris
Masson & Cie

LES

PARASITES ARTICULÉS

ATLAS

DU MÊME AUTEUR

Les Acariens parasites. 1 vol. petit in-8 de l'Encyclopédie scientifique des Aide-Mémoire. Broché .... 2 fr. 50

Cartonné .... 3 fr. »

La Faune des Cadavres, applications de l'entomologie à la médecine légale, 1 vol. in-8 de l'Encyclopédie scientifique des Aide-Mémoire. Br. 2 fr. 50

Cartonné .... 3 fr. »

0894-95. — Corbeil, Imprimerie Crété.

LES
PARASITES ARTICULÉS
CHEZ L'HOMME ET LES ANIMAUX UTILES
(MALADIES QU'ILS OCCASIONNENT)

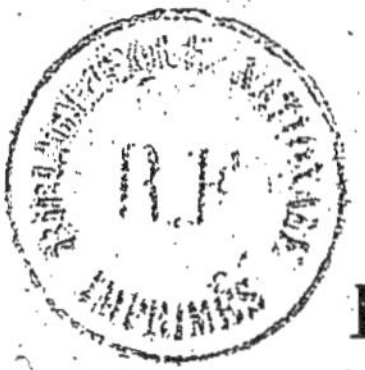

PAR

P. MÉGNIN
MEMBRE DE L'ACADÉMIE DE MÉDECINE
LAURÉAT DE L'INSTITUT DE FRANCE (ACADÉMIE DES SCIENCES)
MEMBRE DE LA SOCIÉTÉ DE BIOLOGIE
EX-PRÉSIDENT DE LA SOCIÉTÉ ENTOMOLOGIQUE DE FRANCE

DEUXIÈME ÉDITION
DES PARASITES ET MALADIES PARASITAIRES
AUGMENTÉE D'UN APPENDICE
Sur les Parasites des cadavres

ATLAS
(26 planches dessinées par l'auteur)

PARIS
G. MASSON, ÉDITEUR
LIBRAIRE DE L'ACADÉMIE DE MÉDECINE
120, BOULEVARD SAINT-GERMAIN

1895

PLANCHE I.

Dermanyssus Gallinæ (de Geer).

Fig. 1. — Femelle ovigère face ventrale.
Fig. 2. — La même face dorsale.
Fig. 3. — Rostre de la femelle, gross. 225 diam.
Fig. 4. — Rostrs du mâle, gross. 225 diam.
Fig. 5. — Œuf, gross. 75 diam.
Fig. 6. — Larve hexapode, gross. 75 diam.
Fig. 7. — Extrémité d'une patte de la 1re paire, gross. 225 diam.
Fig. 8. — Extrémité d'une patte des paires intermédiaires postérieures, gross. 225 diam.

PL. I.

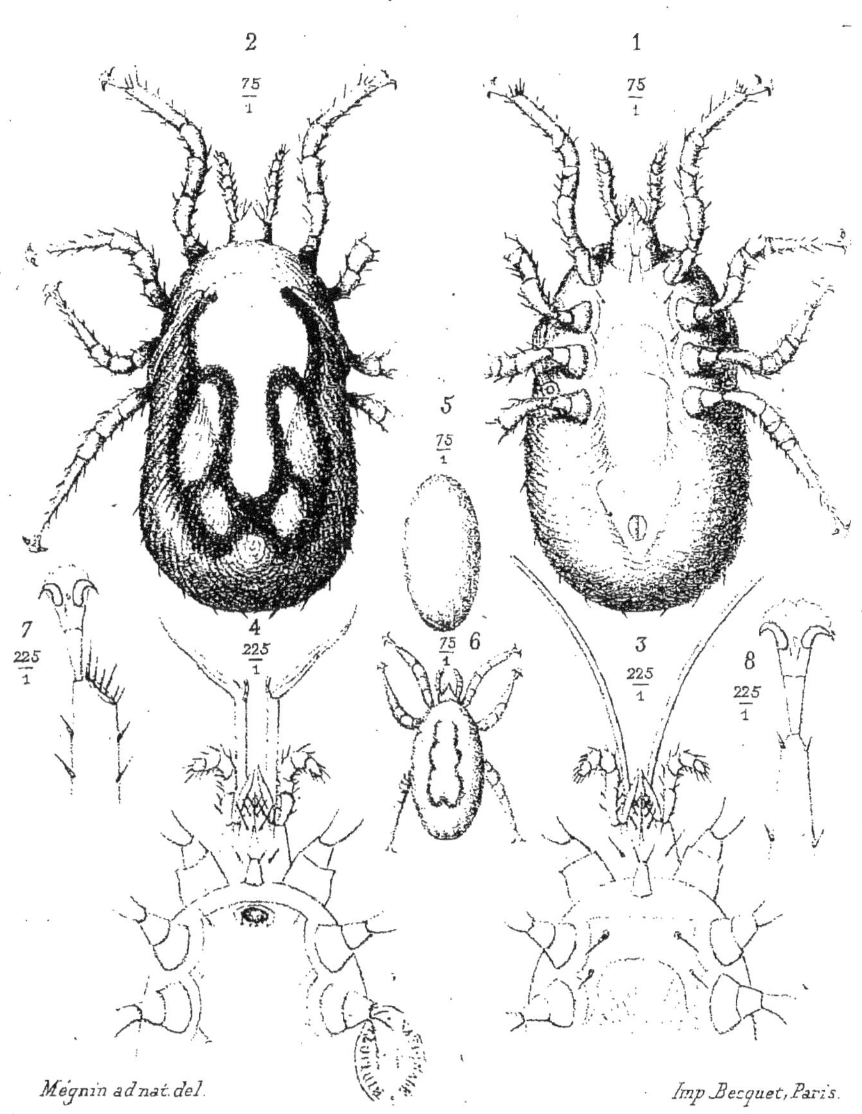

Dermanyssus gallinoe.

PLANCHE II.

Ixodes ægyptius (Audouin).

Fig. 1. — Femelle ovigère repue, face ventrale, gross. 2 diam.
Fig. 2. — La même, face dorsale, même gross.
Fig. 3. — La même, à jeun, même gross.
Fig. 4. — Mâle, face ventrale, même gross.
Fig. 5. — Le même, face dorsale, même gross.
Fig. 6. — Écusson avec le rostre, gross. 20 diam.
Fig. 7. — Le dard maxillo-labial avec une palpe, face inférieure, gross. 38 diam.
Fig. 8. — Une mandibule, gross. 38 diam.
Fig. 9. — Extrémité d'une patte de la femelle, 1re paire, gross. 38 diam.
Fig. 10. — Extrémité d'une patte du mâle, gross. 38 diam.
Fig. 11. — Extrémité d'une patte des paires moyennes et postérieures de la femelle, gross. 38 diam.
Fig. 12. — Un ambucre, gross. 60 diam.

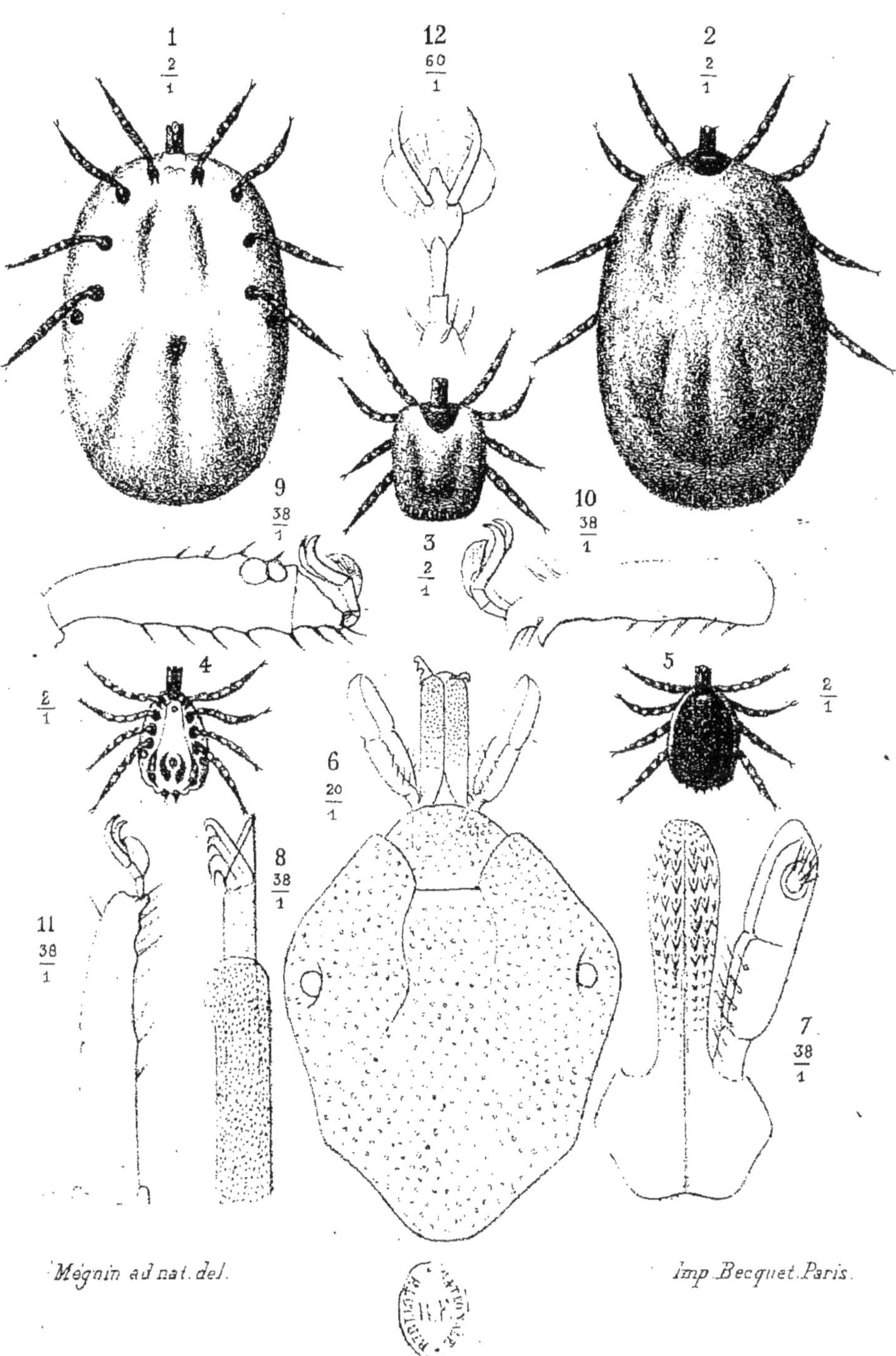

Mégnin ad nat. del.

Imp. Becquet. Paris.

Ixodes ægyptius.

PLANCHE III.

Dermoglyphus elongatus (Mégnin).

Fig. 1. — Femelle ovigère, face ventrale, gross. 150 diam.
Fig. 2. — La même, face dorsale, même gross.
Fig. 3. — Organes génitaux du mâle, gross. 200 diam.

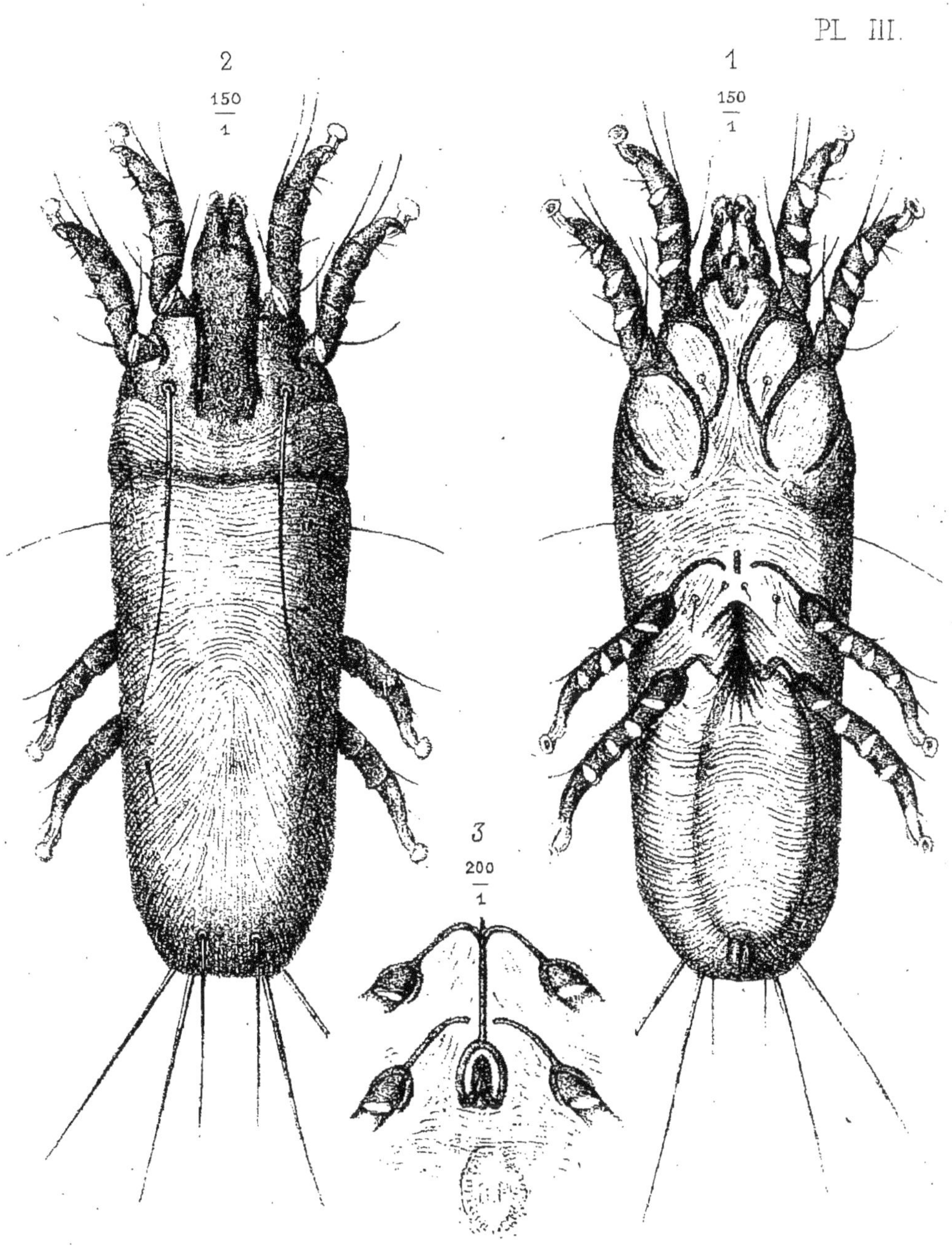

Mégnin ad nat. del. et lith. *Imp. Becquet. Paris.*

Dermoglyphus élongatus (Mégnin.)

PLANCHE IV.

Pterolichus falciger ♂ (Mégnin).

Fig. 1. — Le mâle, face ventrale, gross. 100 diam.
Fig. 2. — Le même, face dorsale, même gross.
Fig. 3. — Son rostre, face inférieure, gross. 250 diam.
m m, mandibules.
f f l l, maxilles et leur prolongement labial.
g h i, palpes maxillaires.
Fig. 4. — Une mandibule de profil, gross. 250 diam.
Fig. 5. — Extrémité d'une patte antérieure, gross. 250 diam.

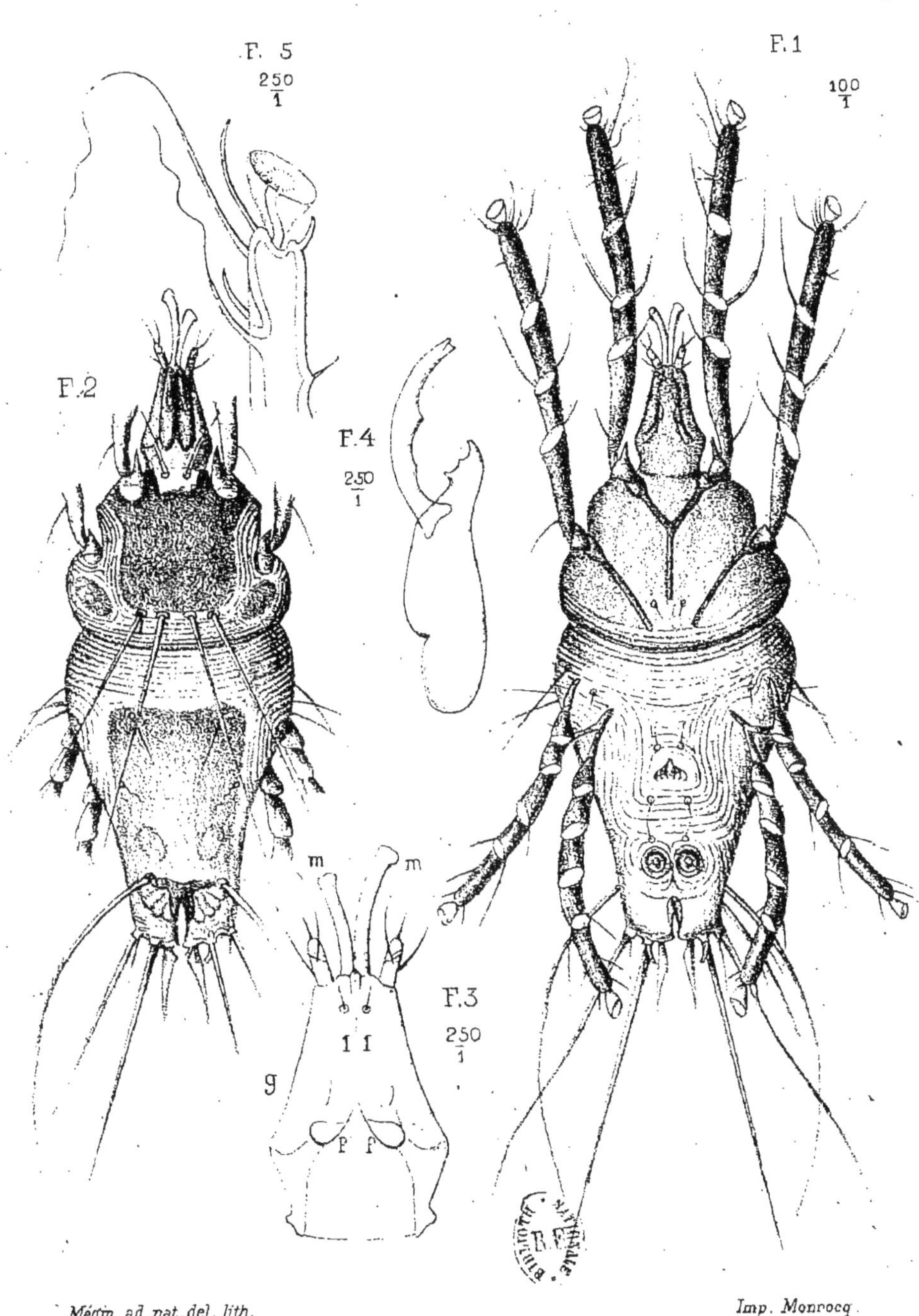

Mégnin, ad. nat. del. lith.

Imp. Monrocq.

Pterolichus falciger (Mégnin)

PLANCHE V.

Pterolichus falciger (Mégnin) nymphes normales et hypopiales.

Fig. 1. — Grande nymphe hypopiale (de mâle?), gross. 100 diam.
Fig. 2. — Petite nymphe hypopiale (de femelle?), gross. 100 diam.
Fig. 3. — Une mandibule de femelle, de nymphe normale et de larve.
Fig. 4. — Une nymphe normale, en voie de muer pour donner naissance à une grande nymphe hypopiale, gross. 100 diam.

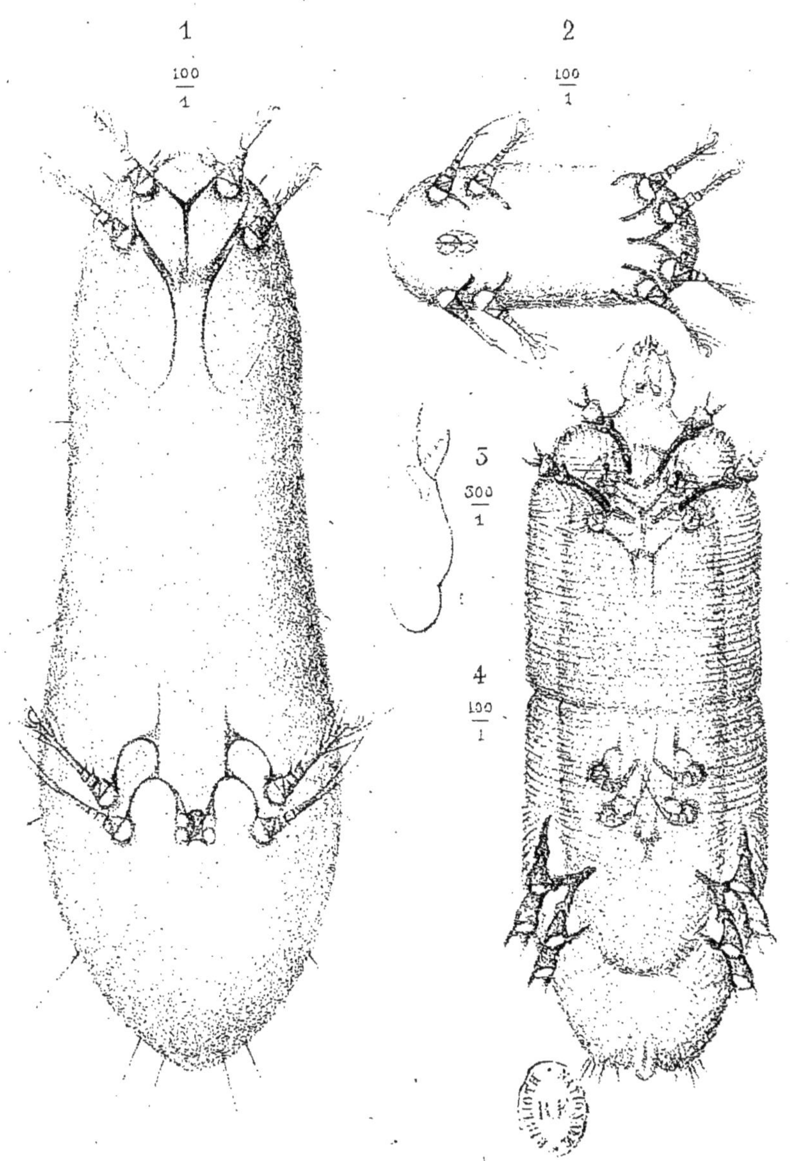

Mégnin ad nat. del.

Imp. Becquet, Paris.

Pterolichus falciger.

(nymphe & hypopes.)

PLANCHE VI.

Analges passerinus (Ch. Rob. et Mégn.).

Fig. 1. — Un mâle, face ventrale, gross. 150 diam.
Fig. 2. — Femelle ovigère, extrémité postérieure, face ventrale, même gross.

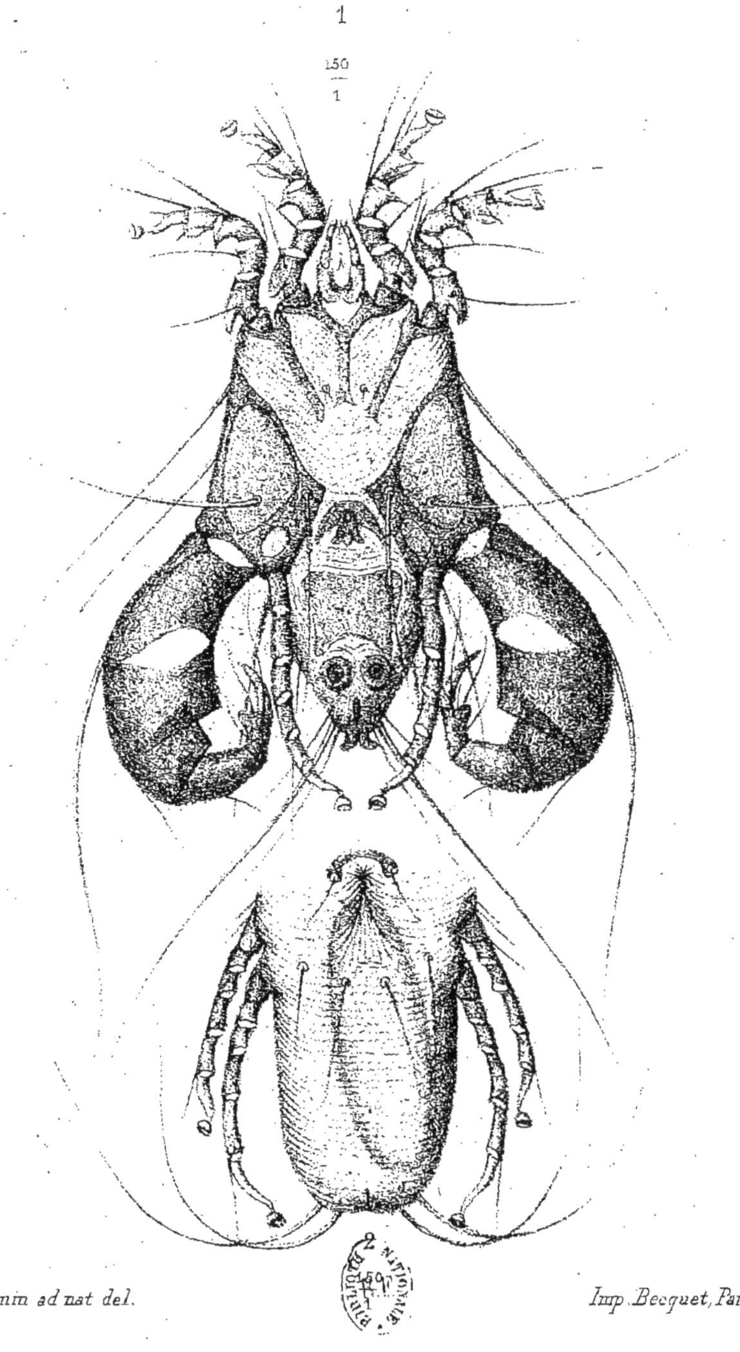

Mégnin ad nat del.

Imp. Becquet, Paris.

Analges passerinus ♂.. ♀.

PLANCHE VII.

Laminosioptes gallinorum (Mégnin).

Fig. 1. — Femelle fécondée, face dorsale, gross. 200 diam.

Fig. 2. — La même, face ventrale, contenant un embryon prêt à éclore même gross.

Fig. 3. — Le mâle, face ventrale, gross. 200 diam.

Fig. 4. — Le rostre, face inférieure, gross. 400 diam.

m m, mandibules.

m x, maxilles.

p m, palpes maxillaires.

j j, joues.

Fig. 5. — Un cadavre calcifié.

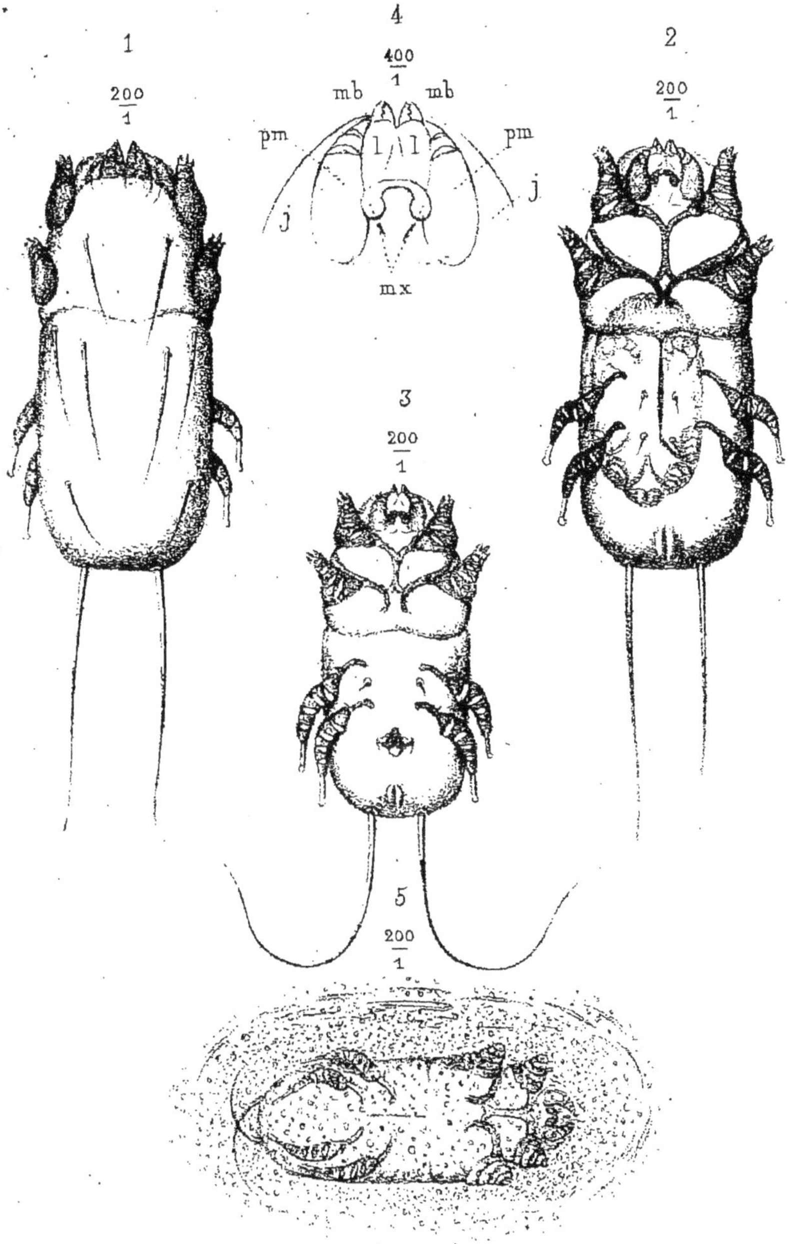

4 — 400/1

mb mb pm pm l l j j mx

1 — 200/1

2 — 200/1

3 — 200/1

5 — 200/1

Mégnin ad nat. del.

Imp. Becquet, Paris.

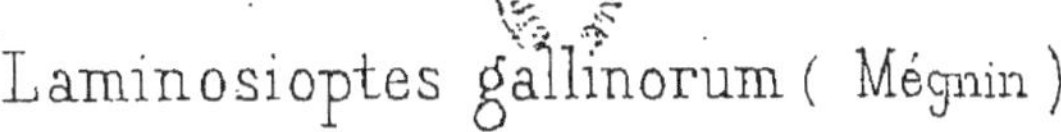

Laminosioptes gallinorum (Mégnin)

PLANCHE VIII.

Cytoleichus sarcoptoïdes (Mégnin).

Fig. 1. — Femelle ovigère, face dorsale, gross. 100 diam.
Fig. 2. — La même, face ventrale, même gross.
Fig. 3. — Le mâle, face ventrale, même gross.
Fig. 4. — Une larve, même gross.
Fig. 5. — Le rostre.

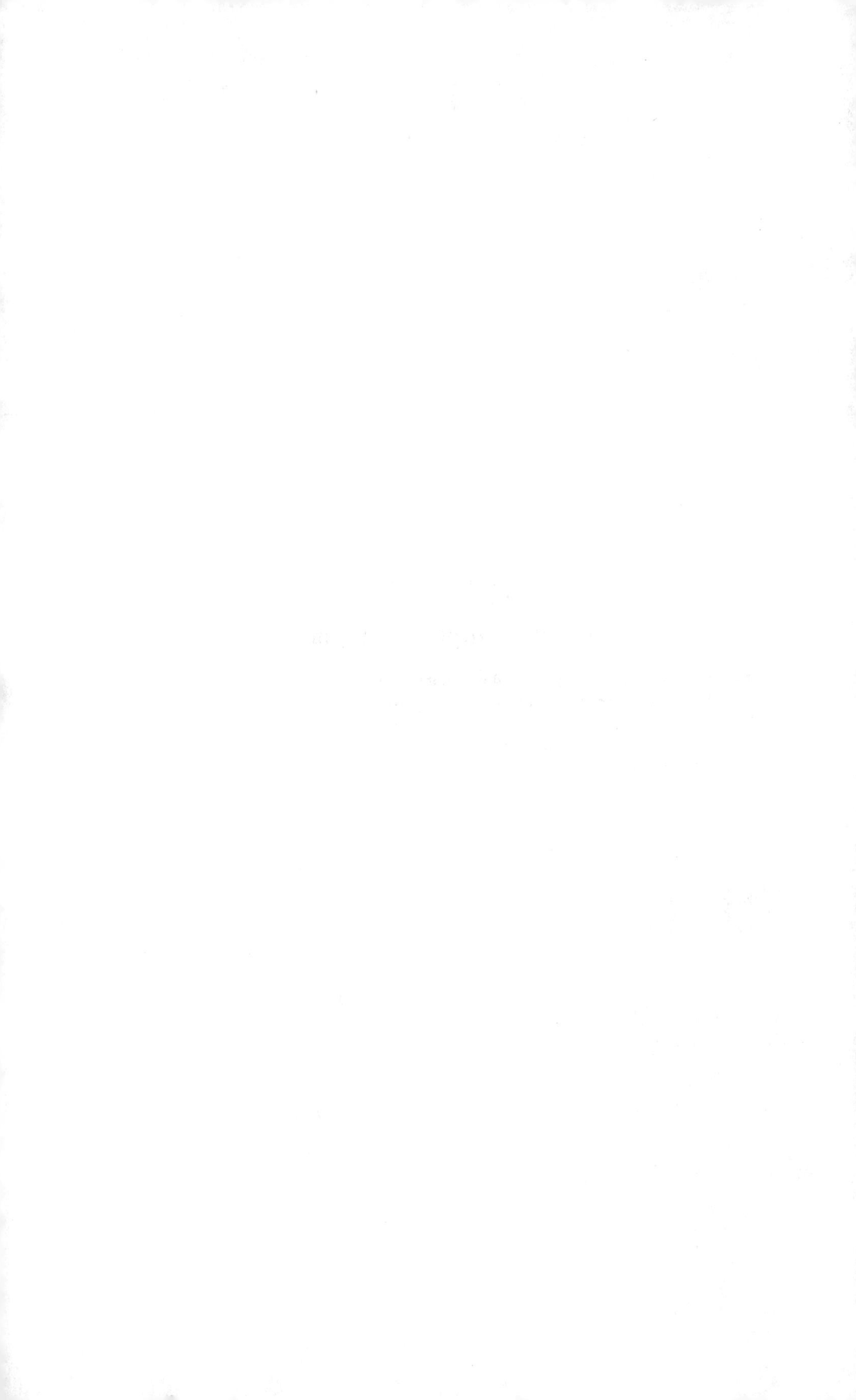

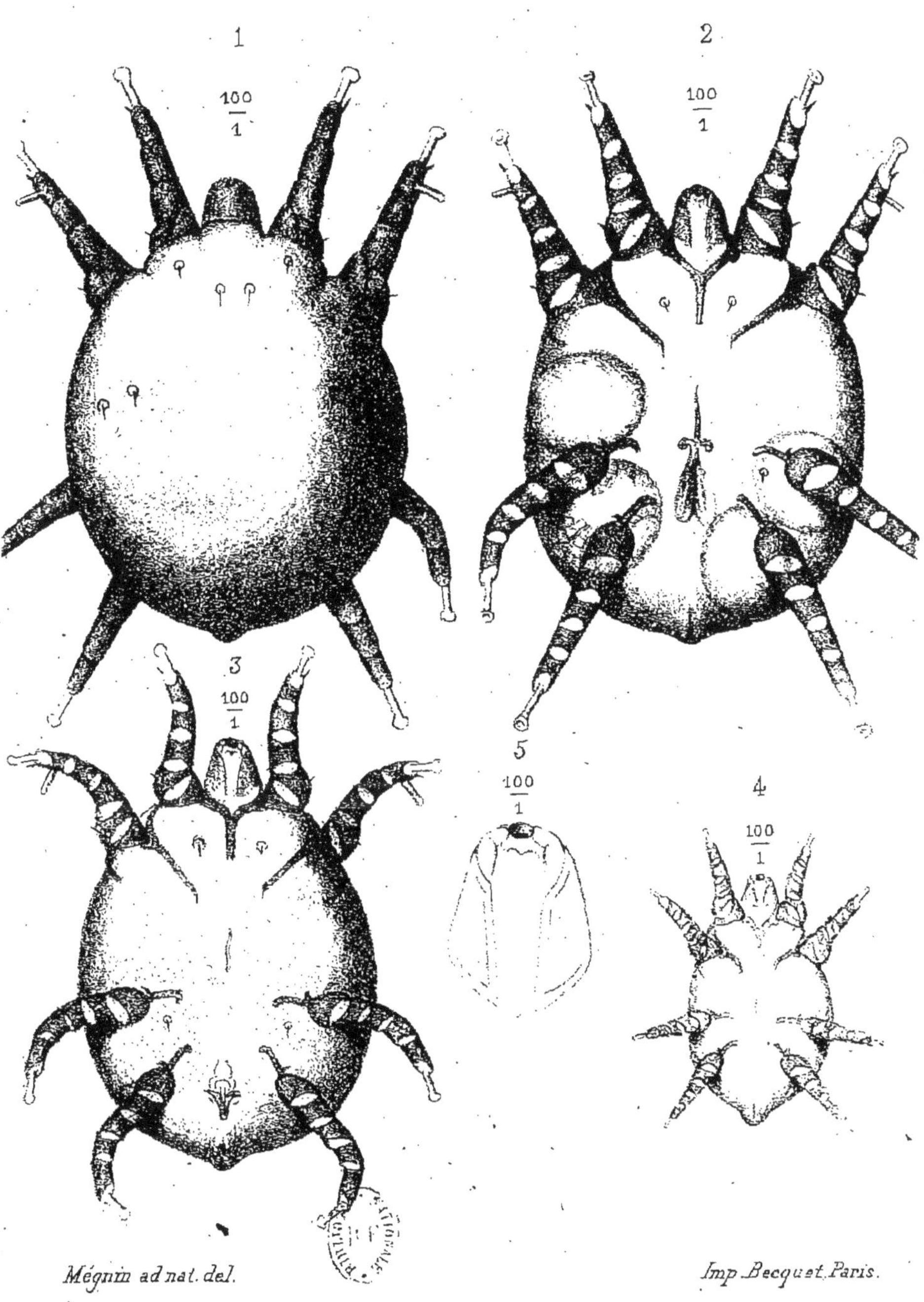

Mégnin ad nat. del.

Imp. Becquet. Paris.

Cytoleichus sarcoptoïdes (Mégnin)

PLANCHE IX.

Sarcoptes scabiei var. *equi* ♂ *et* ♀.

Fig. 1. — Femelle ovigère, face dorsale, gross. 150 diam.
Fig. 2. — La même, face ventrale, même gross.
Fig. 3. — Le mâle, face dorsale, même gross.
Fig. 4. — Le même, face ventrale, même gross.
Fig. 5. — Organe mâle vu de face, gross. 450 diam.
a, sternite.
b, hyposternite.
c. pénis.
Fig. 6. — Le même organe vu de profil, mêmes lettres, même gross.

PL. IX.

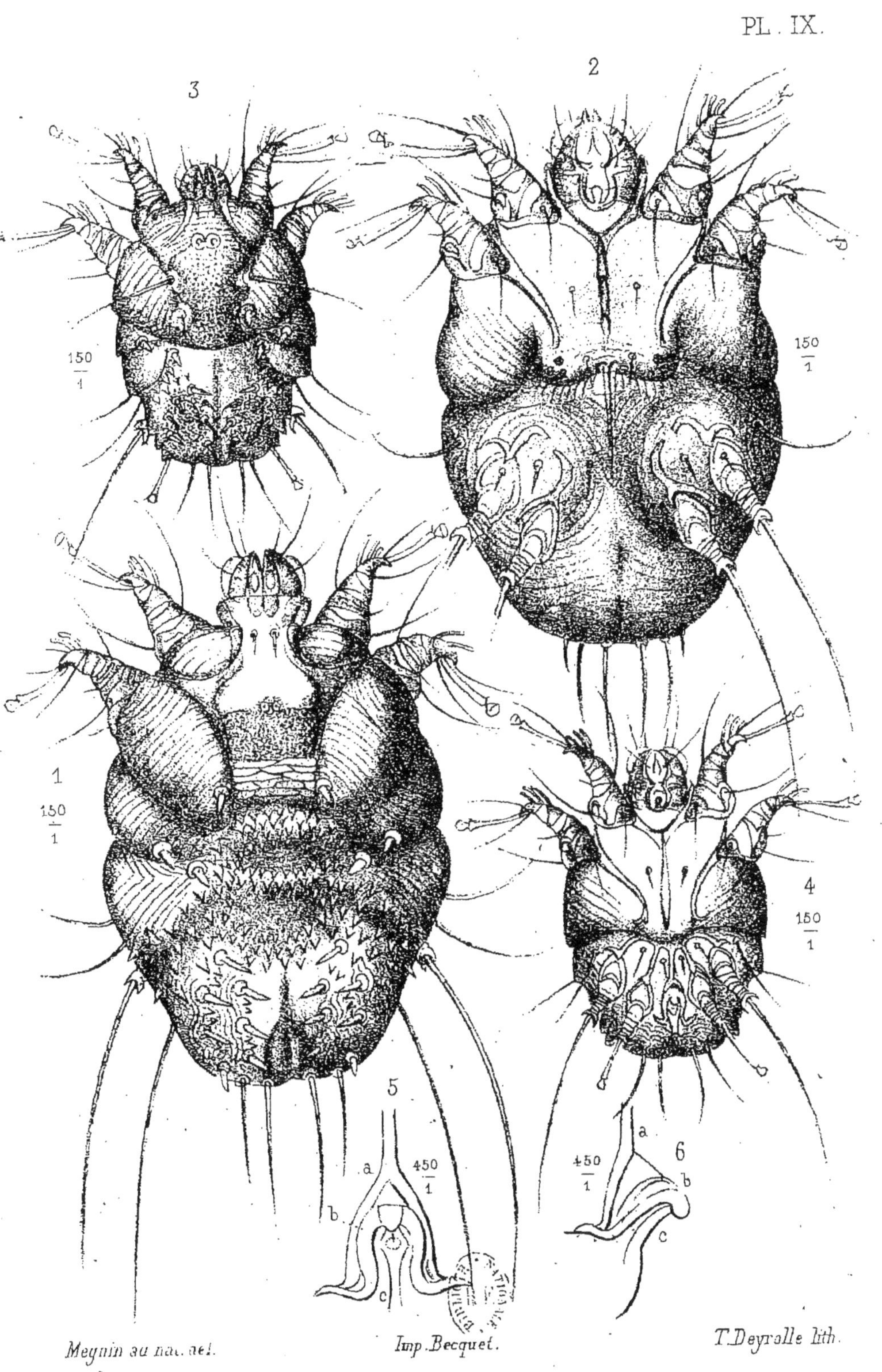

Megnin ad nat. del. *Imp. Becquet.* *T. Deyrolle lith.*

Sarcoptes scabiei var. Equi.

PLANCHE X.

Sarcoptes scabiei variété *equi*, nymphes, larves, œufs et anatomie.

Fig. 1. — Œuf frais pondu, gross. 150 diam.
Fig. 2. — Œuf contenant un embryon prêt à éclore, même gross.
Fig. 3. — Larve hexapode, même gross.
Fig. 4. — Nymphe octopode, même gross.
Fig. 5. — Rostre et première paire de pattes, gross. 500 diam.

m, mandibules.
ff, maxilles.
ghi, palpes maxillaires.
k, languette.
l, lèvre ou portion membraneuse des maxilles.
de, joues.
a, sternum résultant de la soudure des épimères de la 1re paire de pattes.
p, hanche ou 1er article de la patte.
q, 2e article, ou trochanter.
r, 3e article, ou cuisse, ou fémoral.
s, 4e article, ou jambe, ou tibial.
t, 5e article ou tarse.
u, ambulacre à ventouse.

Fig. 6. — Une mandibule vue de profil.

m, tige.
n, onglet ou mors inférieur.
o, mors supérieur.

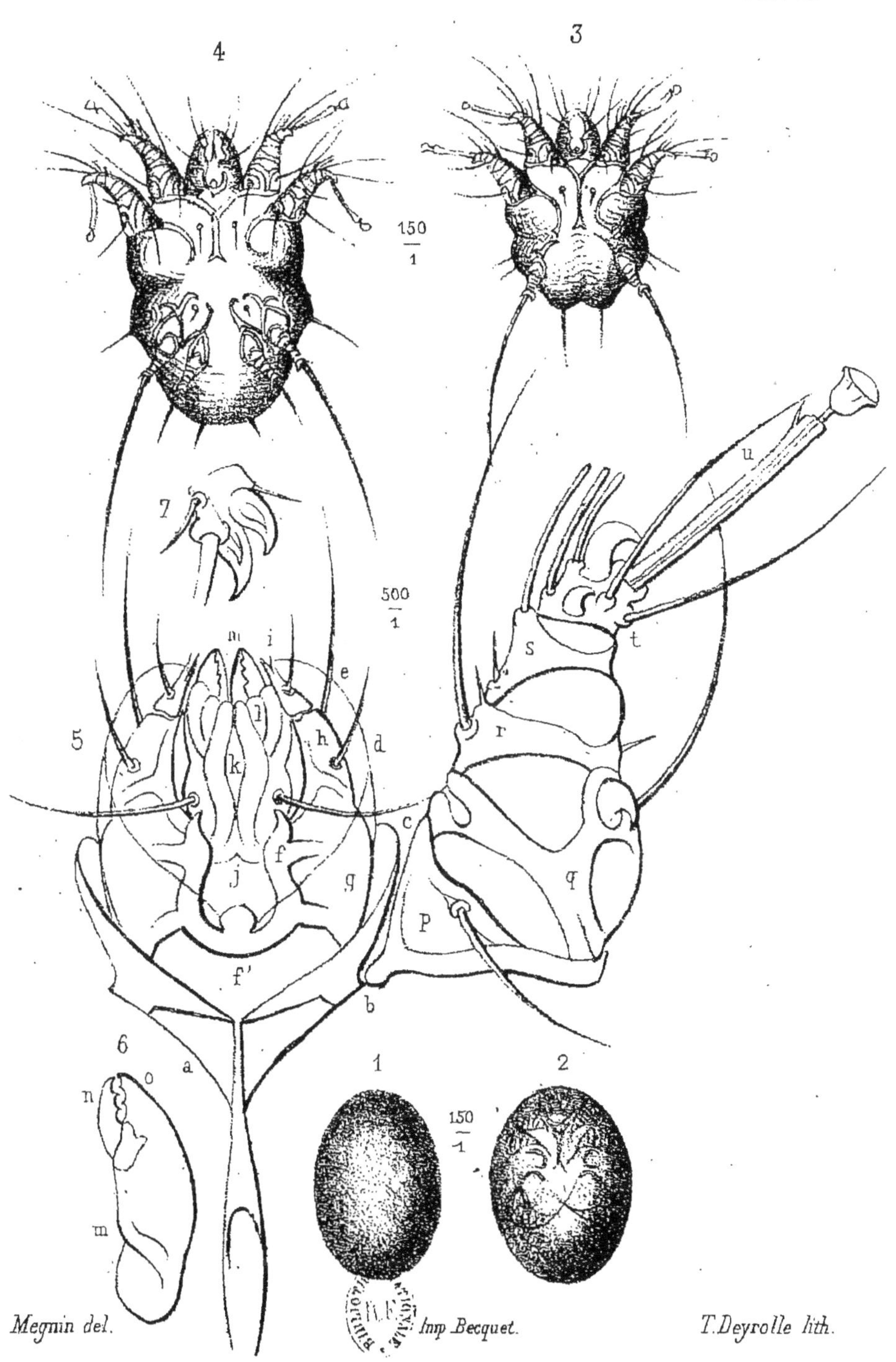

Megnin del. Imp. Becquet. T. Deyrolle lith.

Sarcoptes scabiei _var. Equi.

PLANCHE XI.

Sarcoptes notoedres var. *muris*.

Fig. 1. — Une femelle ovigère, face ventrale, gross. 150 diam.
Fig. 2. — La même, face dorsale, même gross.
Fig. 3. — Un mâle, face ventrale, même gross.
Fig. 4. — Le même, face dorsale, même gross.
Fig. 5. — Le rostre, gross. 600 diam.
ff, menton et maxilles.
l, prolongement membraneux labial des maxilles.
k, languette.
g h i, palpes maxillaires.
d e, joues.
Fig. 6. — Une patte antérieure, gross. 600 diam.
b, articulation de la patte avec l'épimère.
p, 1er article, ou hanche.
q, 2e article, ou trochanter.
r, 3e article, ou fémoral.
s, 4e article, jambe ou tibial.
t, 5e article, tarse.
u, ambulacre à ventouse.
Fig. 7. — Une patte postérieure, même gross., mêmes lettres.
Fig. 8. — Une portion de nid contenant des œufs à différents degrés de développement.
Fig. 9. — Une larve hexapode, gross. 150 diam.

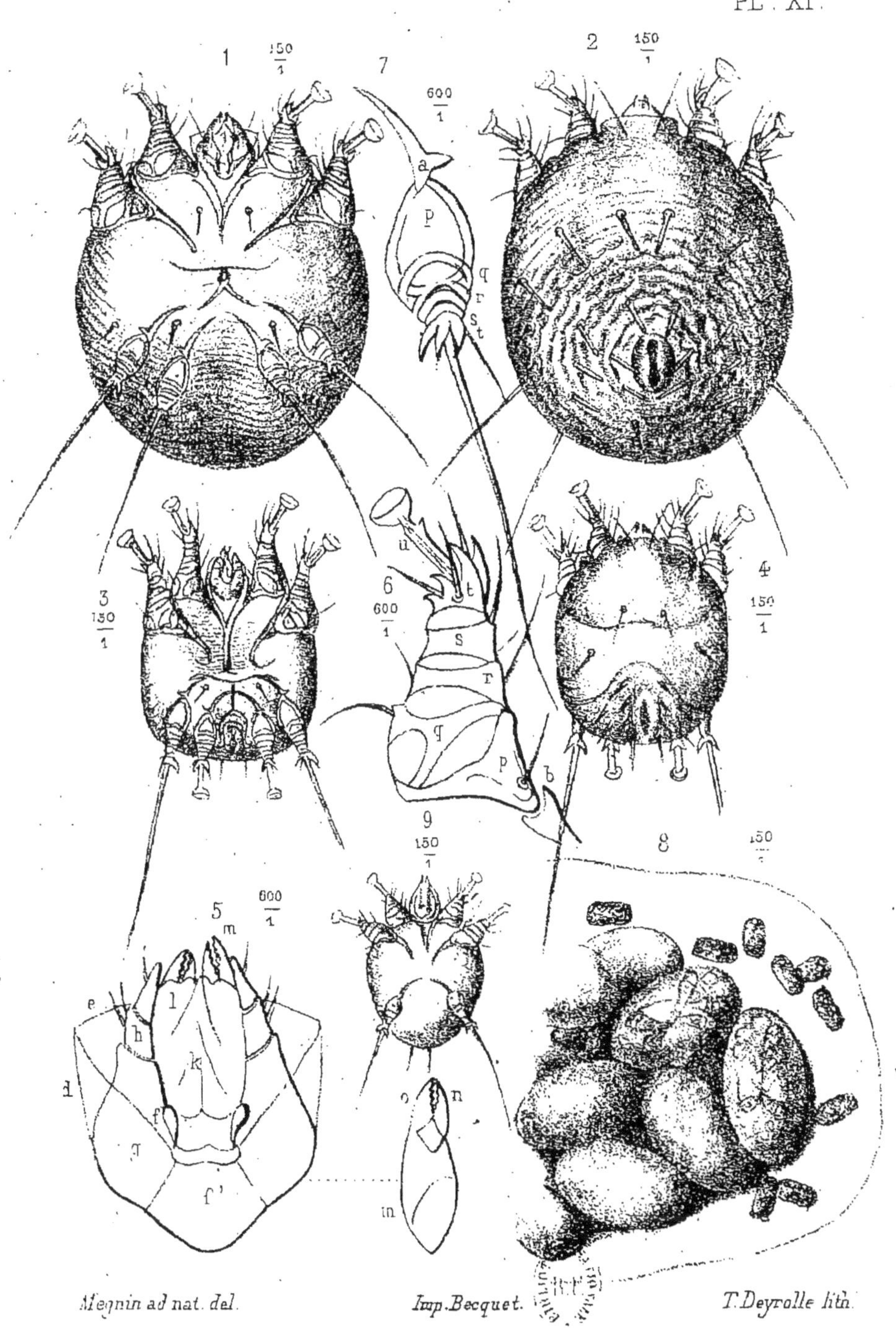

Sarcoptes notoèdres _ var. Muris.

PLANCHE XII.

Sarcoptes mutans (Ch. Robin).

Fig. 1. — Femelle ovigère, face dorsale, gross. 150 diam.
Fig. 2. — La même, face ventrale, même gross.
Fig. 3. — Le mâle, face dorsale, même gross.
Fig. 4. — Le même, face ventrale, même gross.
Fig. 5. — Une larve hexapode, même gross.
Fig. 6. — Un œuf, récemment pondu, même gross.
Fig. 7. — Le rostre, face inférieure et la 1re paire de pattes.
ff, maxilles.
kl, prolongement labial et membraneux des maxilles.
ghi, palpes maxillaires.
d, joues.
a, épimère.
b, articulation du rostre avec cet épimère.
p. 1er article de la patte ou hanche.
g, 2e article, ou trochanter.
r, 3e article, cuisse ou fémoral.
s, 4e article, jambe ou tibial.
t, 5e article, ou tarse.
Fig. 8. — Le rostre, face supérieure.
m, mandibules.
g, palpes maxillaires.
Fig. 9. — Une mandibule isolée vue de profil.

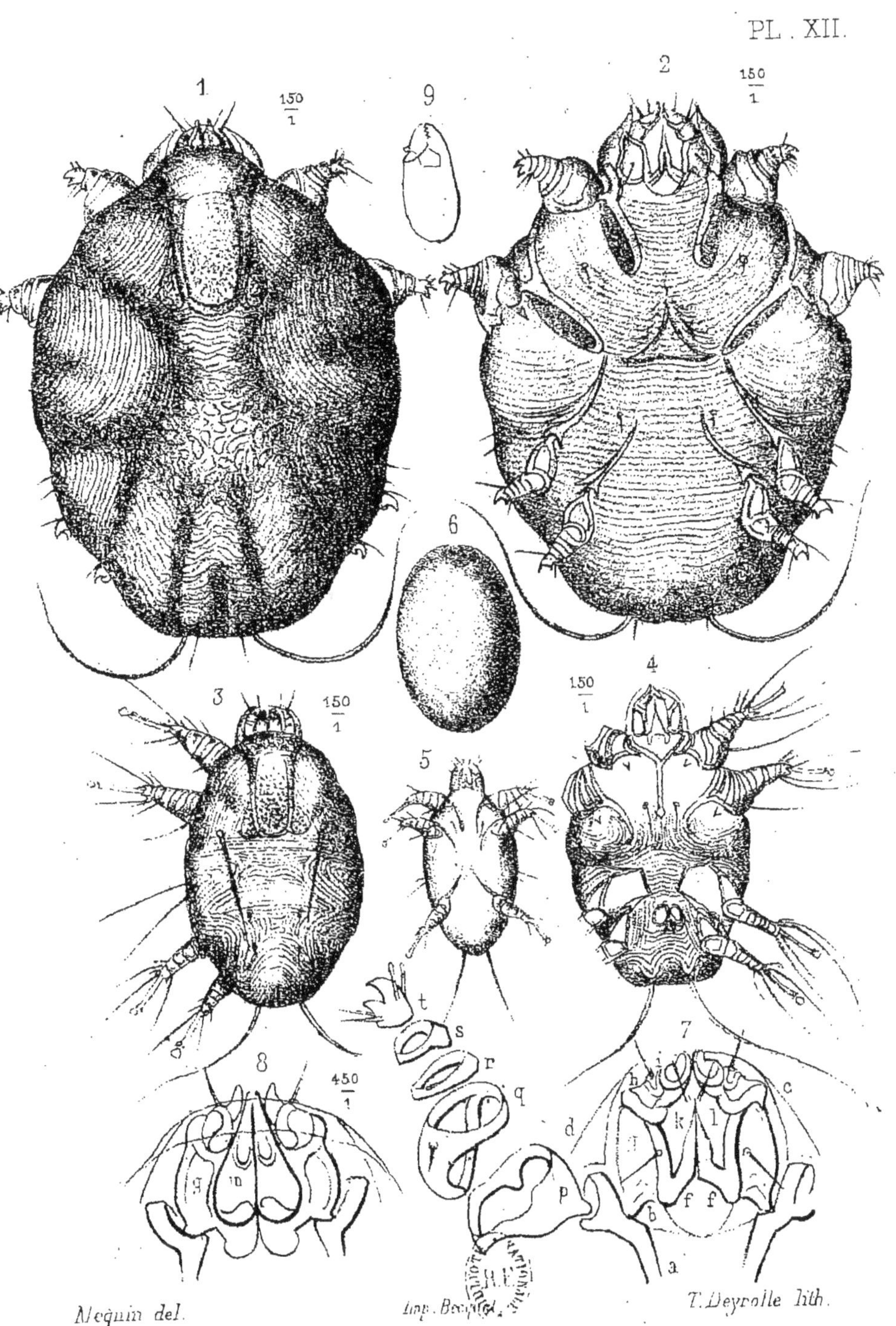

Méguin del. Imp. Becquet. T. Deyrolle lith.

Sarcoptes mutans.

PLANCHE XIII.

Psoroptes longirostris (Mégnin) var. *equi*.

Une femelle ovigère, face ventrale, gross. 150 diam.

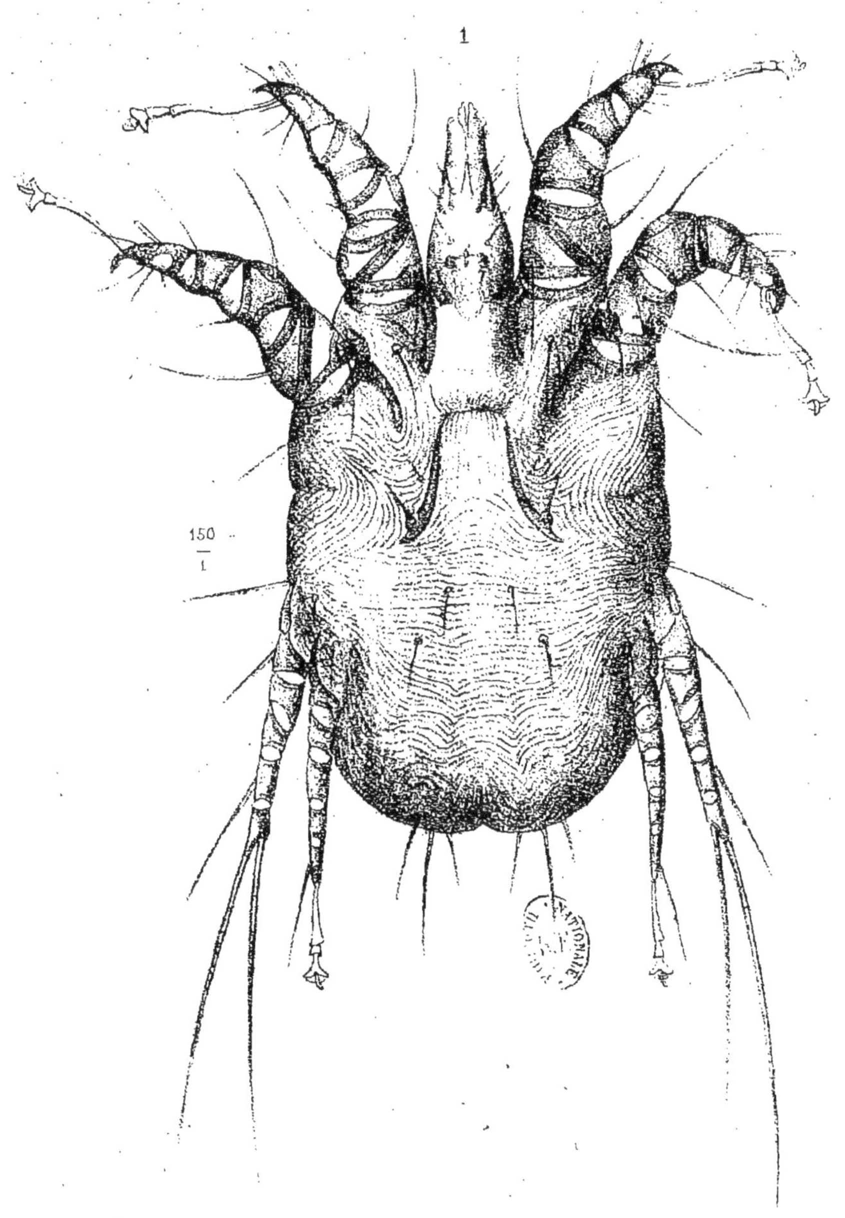

Mégnin del. *Imp. Becquet.* *T. Deyrolle lith.*

Psoroptes longirostris var. Equi ♀.

PLANCHE XIV.

Psoroptes longirostris (Mégnin) var. *equi.*

Un mâle, face ventrale, gross. 150 diam.

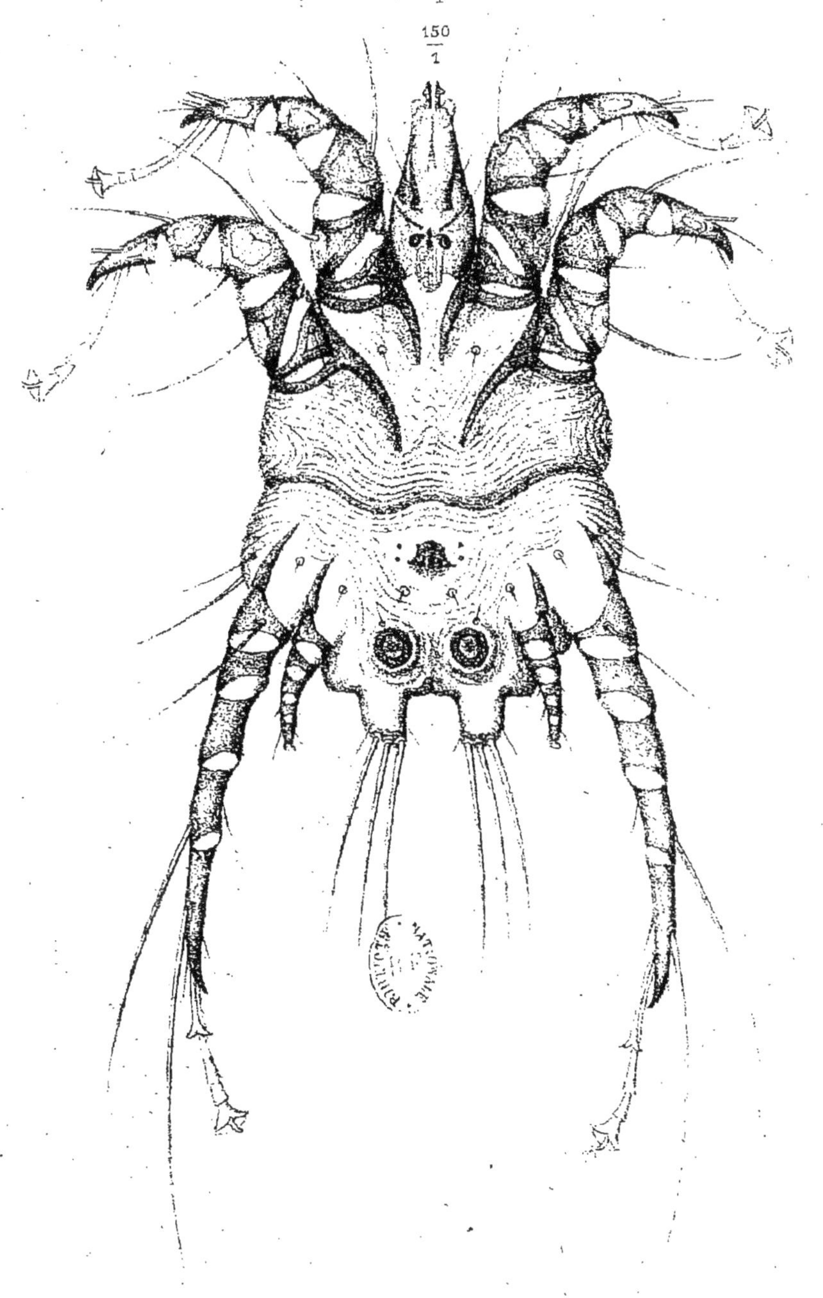

Mégnin ad nat del. et lith.

Imp. Becquet, Paris.

Psoroptes longirostris (Mégnin) var. Equi ♂.

PLANCHE XV.

Psoroptes longirostris (Mégnin) var. *equi*.

Un mâle et une jeune femelle accouplés, gross. 150 diam.

PL. XV.

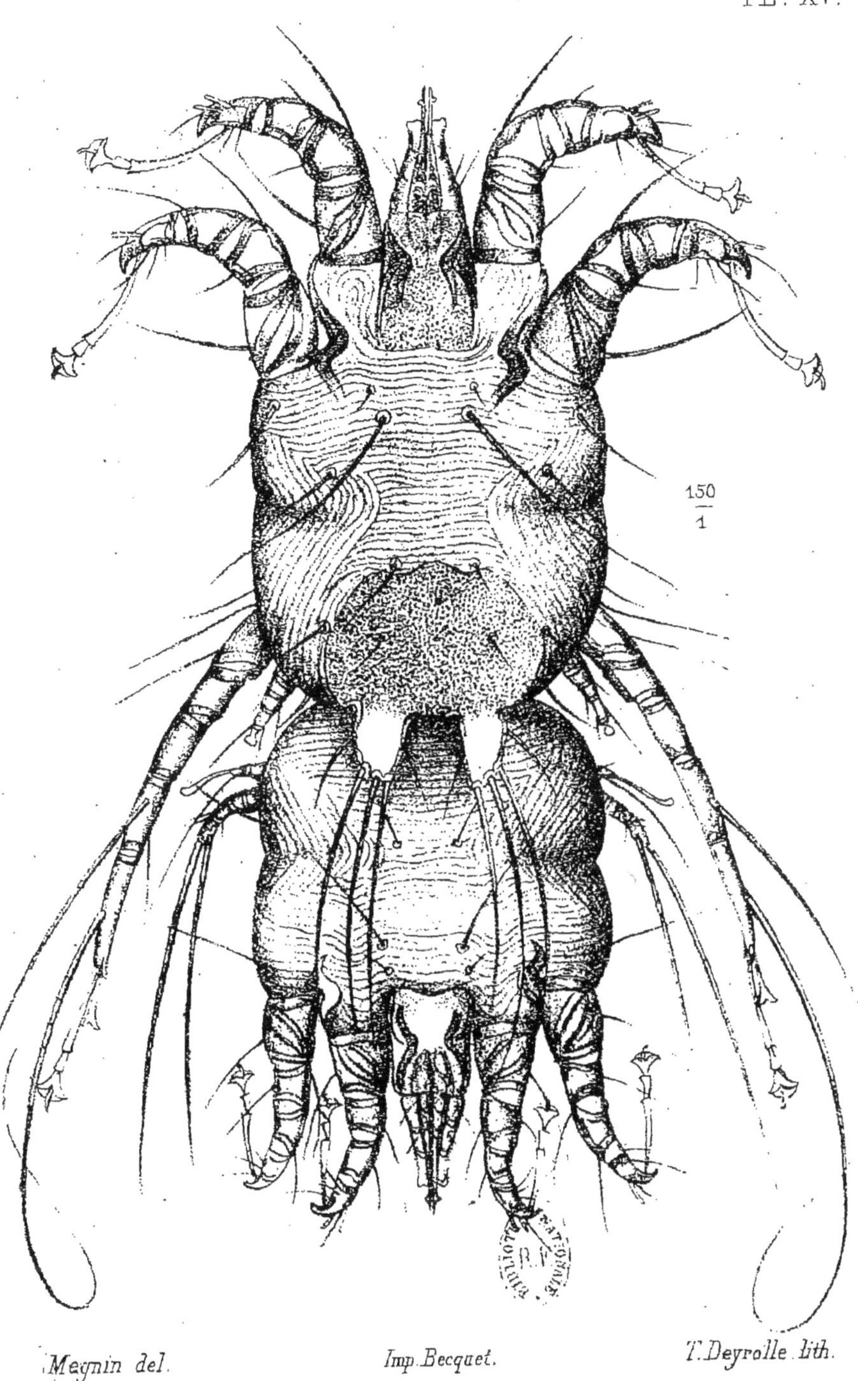

Megnin del. Imp. Becquet. T. Deyrolle lith.

Psoroptes longirostris ♂ var. Equi. et jeune ♀.

PLANCHE XVI.

Psoroptes longirostris (Mégnin) var. *equi.*

Fig. 1. — Jeune femelle nubile (âge de l'accouplement), gross. 150 diam.
Fig. 2. — Larve hexapode, gross. 150 diam.
Fig. 3. — Un œuf, même gross.
Fig. 4. — Le rostre avec la première paire de pattes, gross. 500 diam
f f f', maxilles et menton.
j, galea des maxilles.
l, prolongement labial et membraneux des maxilles.
k, languette.
g h i, palpes maxillaires.
b, épimères de la première paire de pattes.
p, 1er article, ou hanche.
q, 2e article, ou trochanter.
r, 3e article, cuisse ou fémoral.
s, 4e article, jambe ou tibial.
t, 5e article, ou tarse.
u, ambulacre à ventouse.
Fig. 5. — Mandibules vues de face et de profil.
m, tige.
on, onglets ou mors,

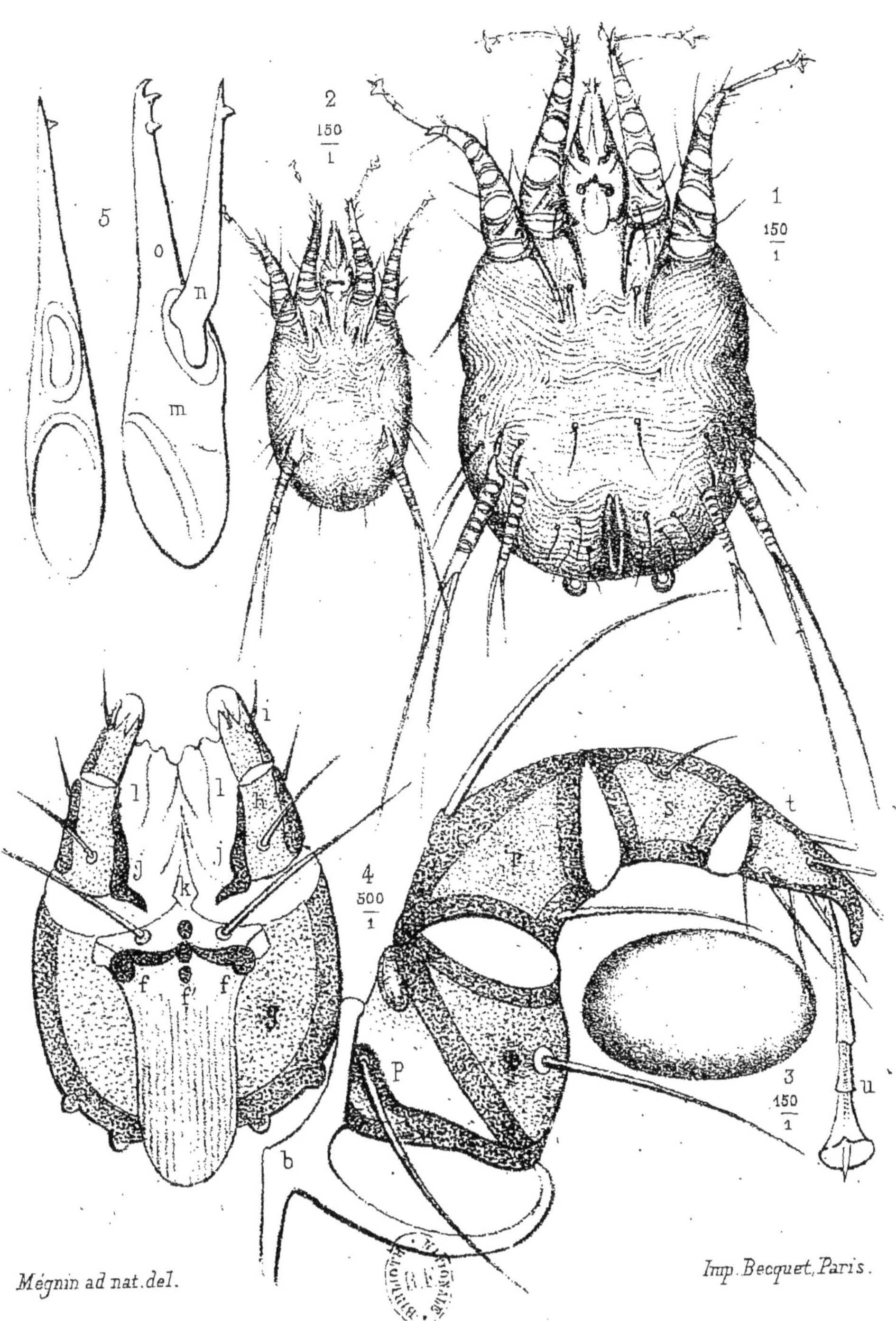

Mégnin ad nat. del.

Imp. Becquet, Paris.

Psoroptes longirostris var. Equi.

PLANCHE XVII.

Psoroptes longirostris (Mégnin) var. *equi*.

Phases de la métamorphose.

Fig. 1. — Première phase ou formation du nouvel œuf dans le corps de la nymphe.

Fig. 2. — 2e phase, bourgeonnement du nouveau blastoderme.

Fig. 3. — 3e phase, allongement des bourgeons.

Fig. 4. — 4e phase, les bourgeons ont donné de nouveaux membres.

Fig. 5. — Extrémité de la 3e paire de pattes du mâle au dernier moment de la métamorphose.

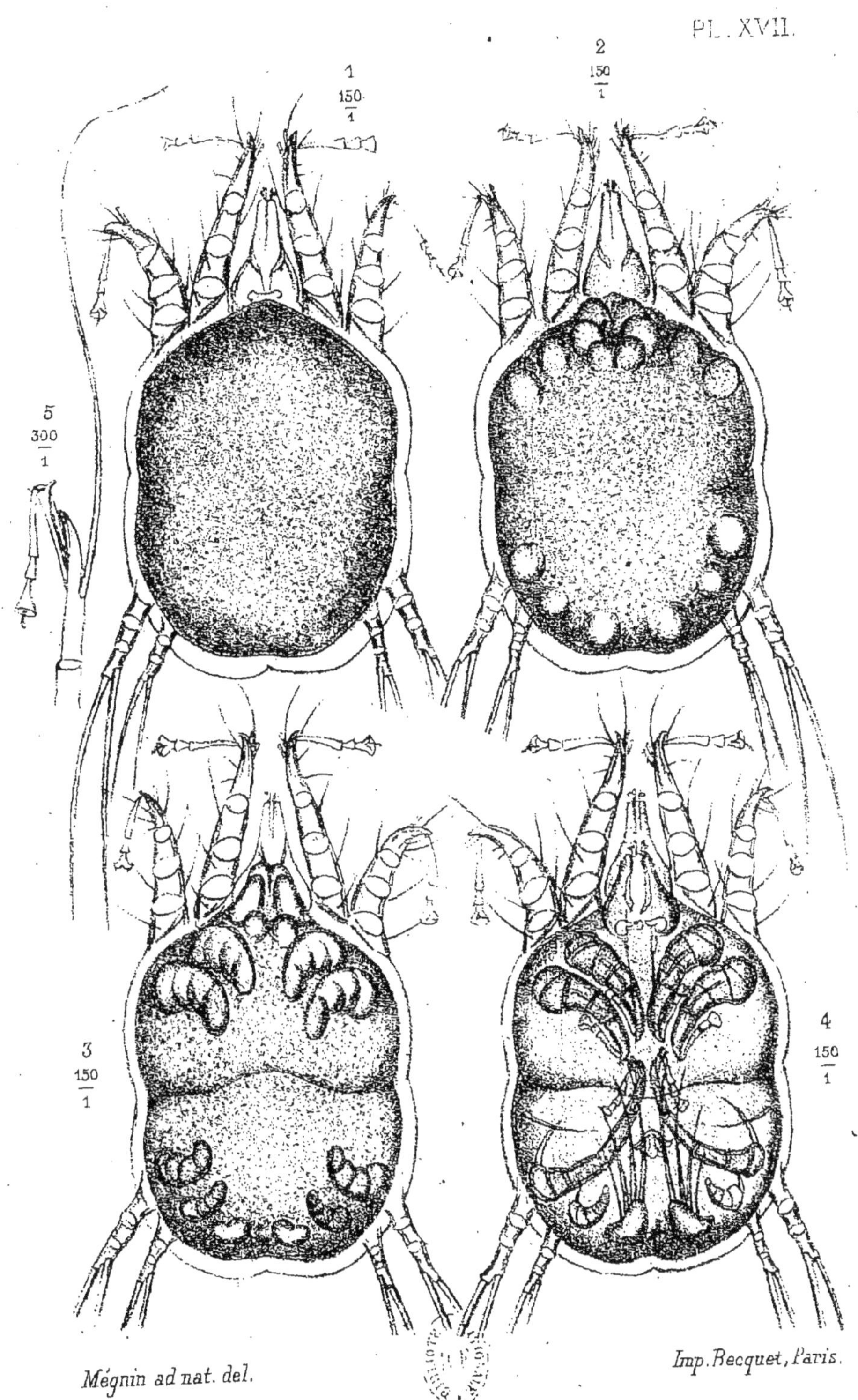

Psoroptes longirostris var. Equi.

PLANCHE XVIII.

Chorioptes spathiferus (Mégnin).

Fig. 1. — Mâle, face ventrale, gross. 150 diam.
Fig. 2. — Le même, face dorsale, même gross.
Fig. 3. — Organe mâle, *a*, plaque pénienne, *b*, testicules, *c*, pénis.
Fig. 4. — Ventouses copulatrices vues de face et de profil.
Fig. 5. — Un des deux lobes abdominaux portant des soies simples et des soies spathiformes.
Fig. 6. — Femelle ovigère, face ventrale, gross. 150 diam.
Fig. 7. — La même, face dorsale, même gross.

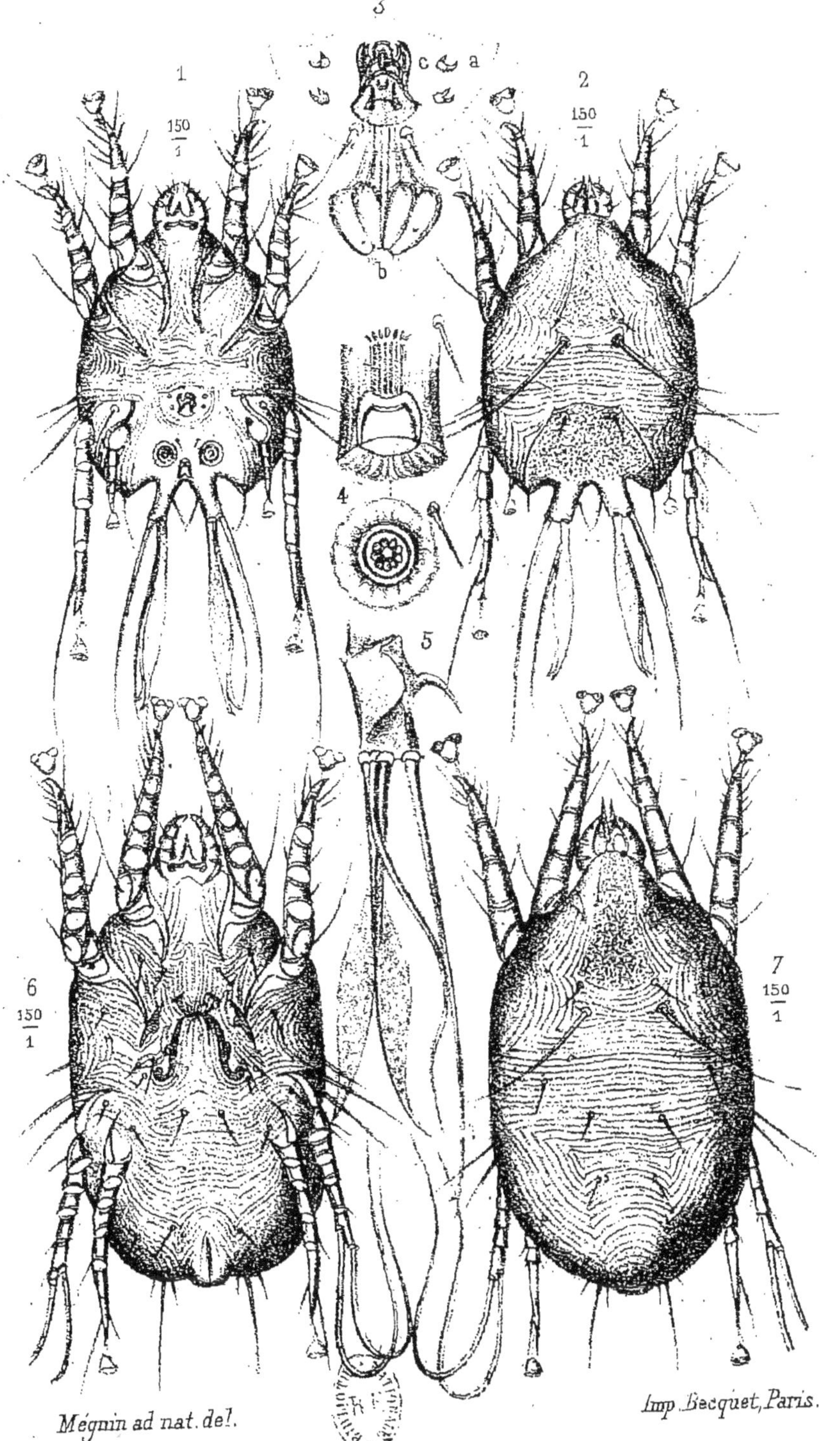

Mégnin ad nat. del.

Imp. Becquet, Paris.

Chorioptes spathiferus.

PLANCHE XIX.

Chorioptes spathiferus (Mégnin).

Fig. 1. — Une jeune femelle nubile (âge de l'accouplement), gross. 150 diam.
Fig. 2. — Une larve hexapode, même gross.
Fig. 3. — Un œuf récemment pondu, même gross.
Fig. 4. — Rostre, face inférieure, gross. 600 diam.
ff, maxilles.
j, galea des maxilles.
l, prolongement membraneux labial des maxilles.
k, languette.
g h i, palpes maxillaires.
m m, mandibules.
Fig. 5. — Rostre, face supérieure, gross. 600 diam.
c c c c, épistome.
m m, mandibules.
g h i, palpes maxillaires.
Fig. 6. — Appareil digestif.
Rostre vu de profil, mêmes lettres que ci-dessus.
PH, pharynx.
Œ, œsophage.
G, estomac.
IN, intestin contenant deux pelottes stercorale PS.
A, anus.
LC, liquide circulatoire ou nutritif.
Fig. 7. — Une patte antérieure, gross. 600 diam.
a, épimère.
p, 1er article, hanche.
q, 2e article, trochanter.
r, 3e article, cuisse ou fémoral.
s, 4e article, jambe ou tibial.
t, 5e article, tarse.
u, ambulacre à ventouse.

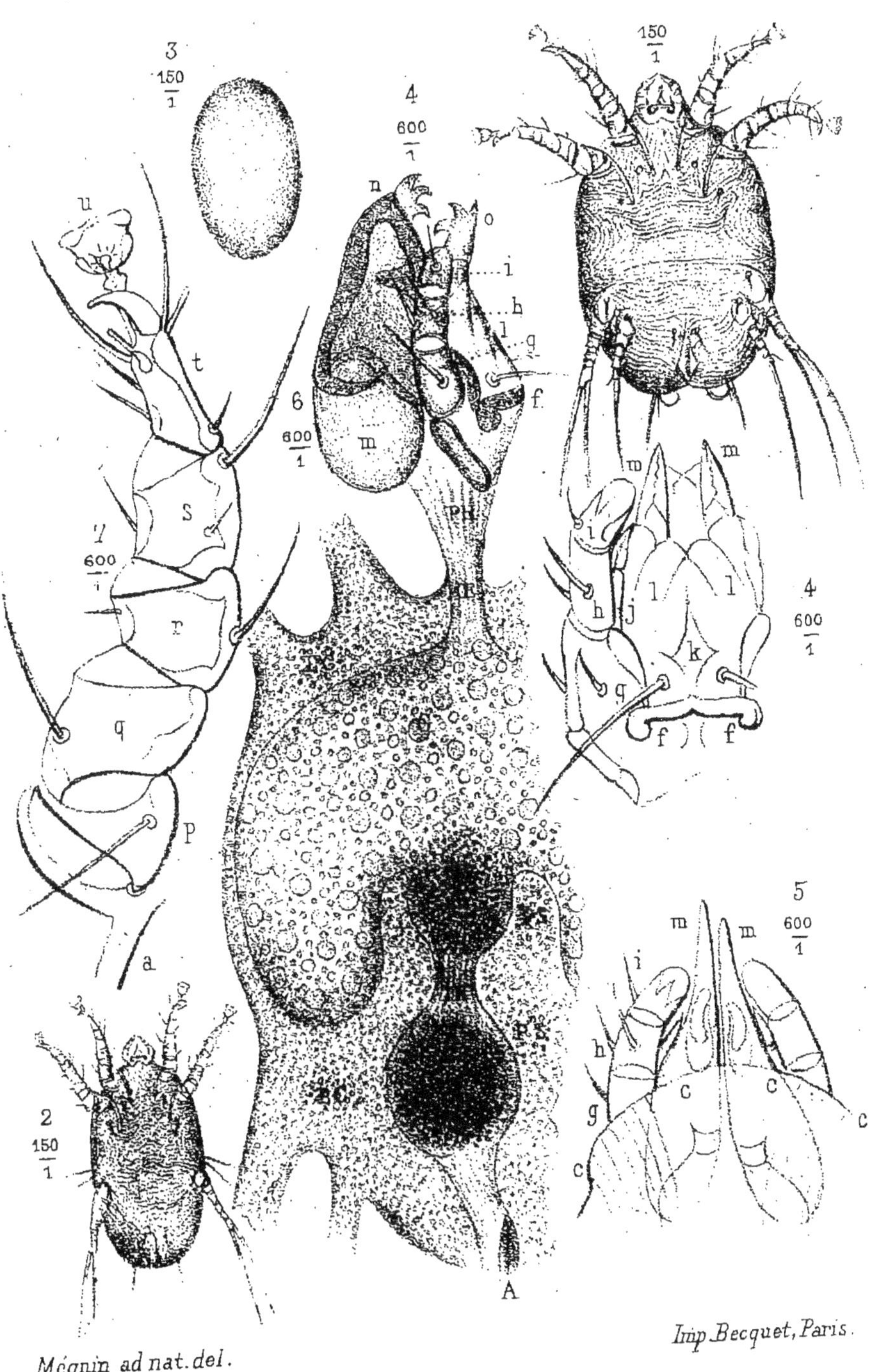

Mégnin ad nat. del.

Imp. Becquet, Paris.

Chorioptes spathiferus.

PLANCHE XX.

Chorioptes setiferus (Mégnin) var. *Hyenæ*.

Fig. 1. — Mâle, face ventrale, gross. 150 diam.
Fig. 2. — Femelle ovigère, face ventrale, 150 diam.

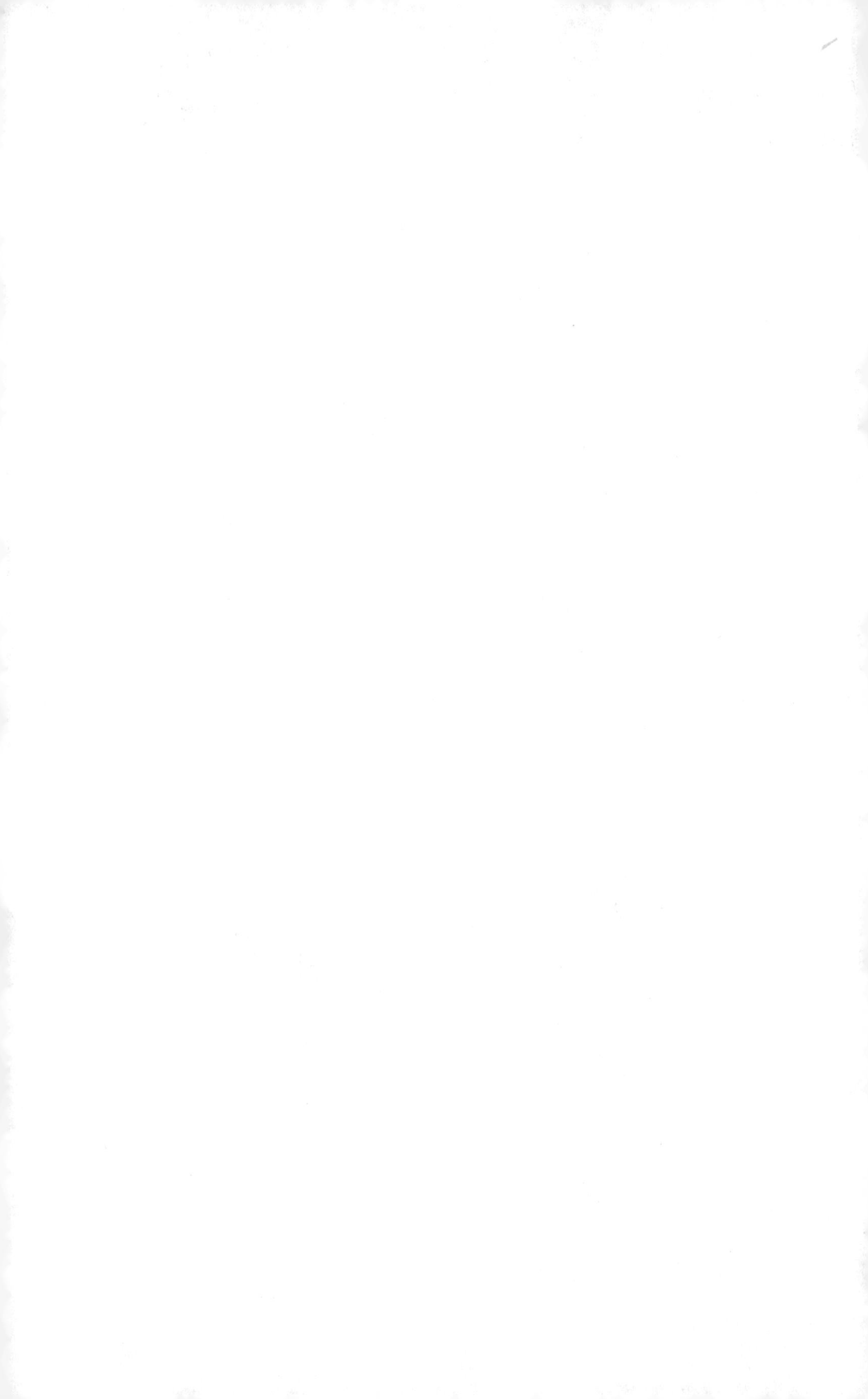

PL. XX.

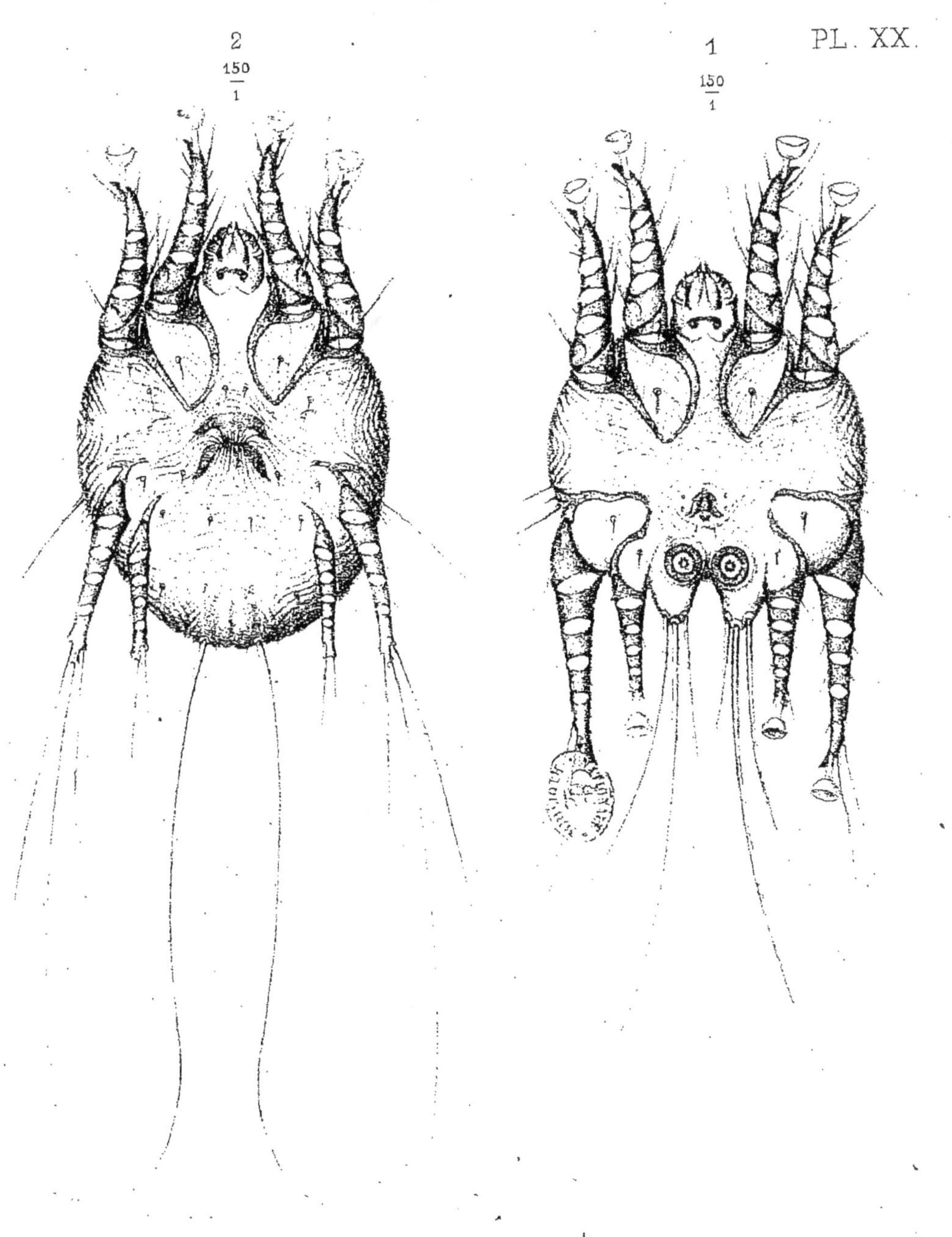

Mégnin ad nat. del. et lith.

Imp. Becquet, Paris.

Chorioptes sétiferus (Mégnin) variété Hyenæ, ♂ et ♀.

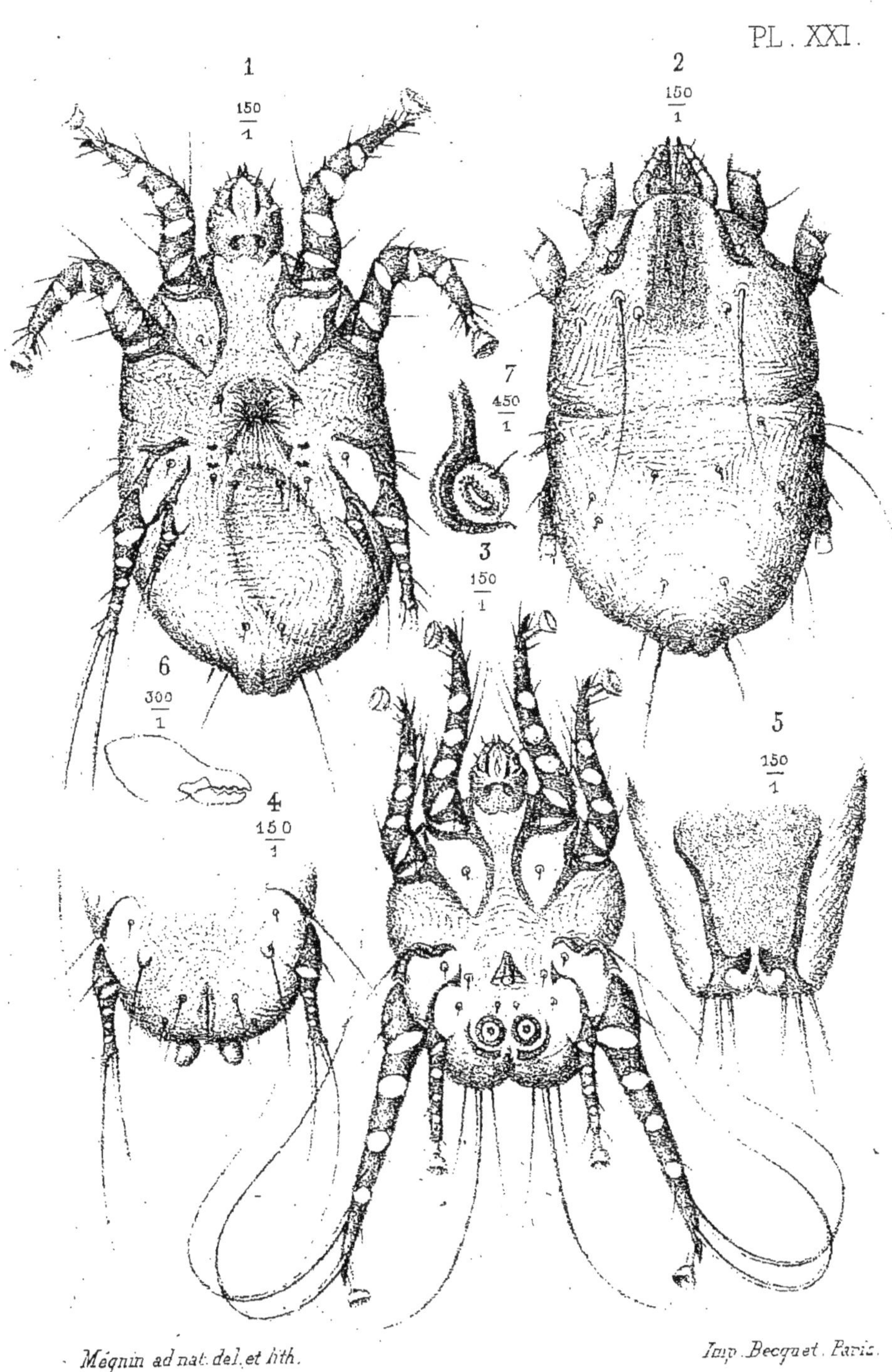

Chorioptes ecaudatus (Mégnin.)

PLANCHE XXII.

Cheyletus parasitivorax (Mégnin).

Fig. 1. — Mâle, face ventrale, gross. 150 diam.
Fig. 2. — Le même, face dorsale, même gross.
Fig. 3. — Femelle ovigère, face ventrale, même gross.
Fig. 4. — Rostre, gross. 300 diam.
pp, palpes maxillaires.
ss, stigmates respiratoires.
Fig. 5. — Mandibules isolées *mm*, languette *l*, gross. 600 diam.
Fig. 6. — Vue d'ensemble de l'appareil digestif et de l'appareil respiratoire.
Fig. 7. — Extrémité du tarse d'une patte.

PL.XXII

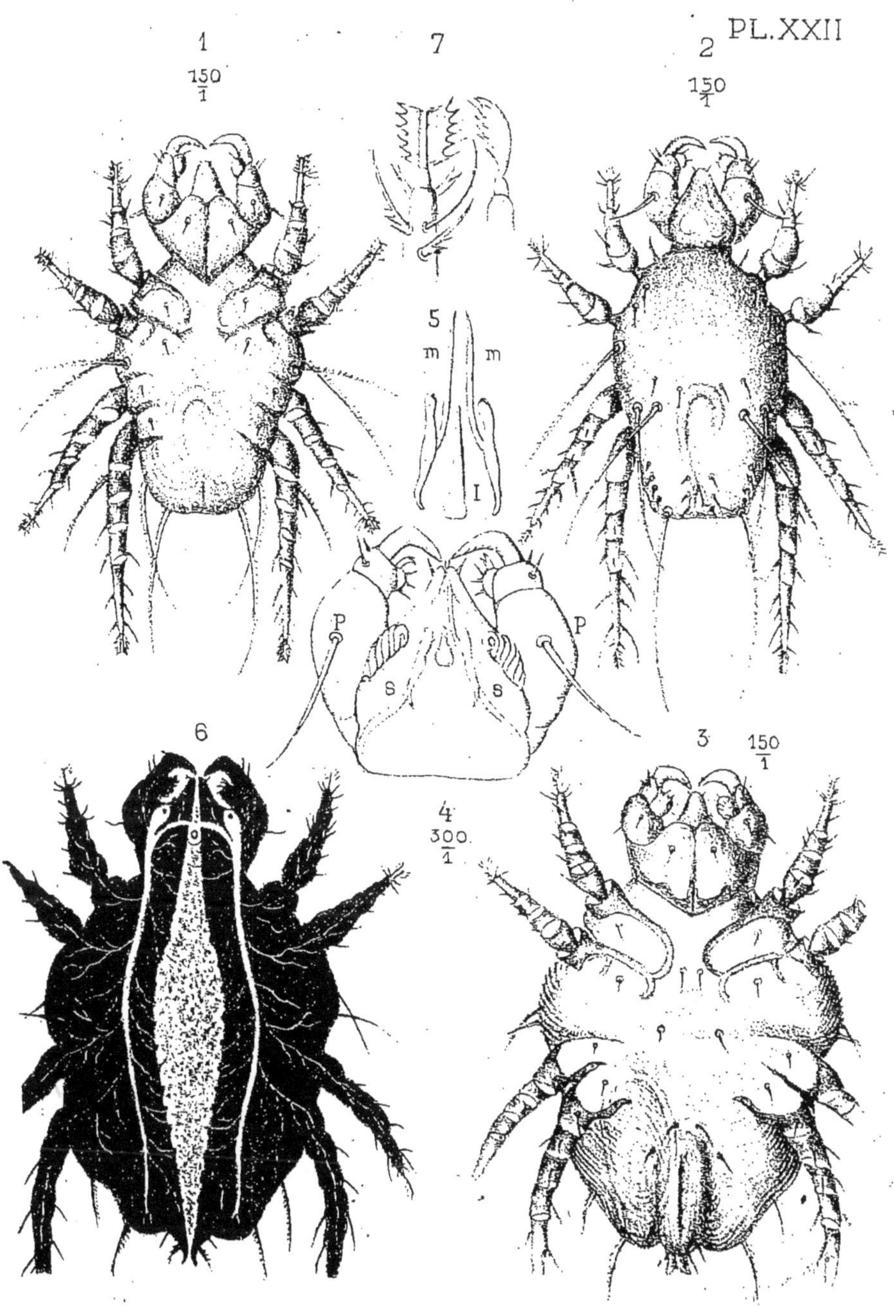

Mégnin, ad. nat. del. et lith.

Imp. Monrocq.

Chorioptes ecaudatus (Mégnin)

PLANCHE XXIII.

Harpirhynchus nidulans (Mégnin)

Fig. 1. — Femelle ovigère, face ventrale, gross. 150 diam.
Fig. 2. — Mâle, face dorsale, même gross.
Fig. 3. — Larve hexapode, face dorsale, même gross.
Fig. 4. — Rostre vu par la face supérieure, gross. 250 diam.
m, mandibules; *pp*, palpes maxillaires.
Fig. 5. — Un palpe maxillaire vu de profil pour montrer la disposition des crochets du 2e article.
Fig. 6. — Appareil respiratoire isolé
Fig. 7. — Un tarse et son armature.

PL. XXIII.

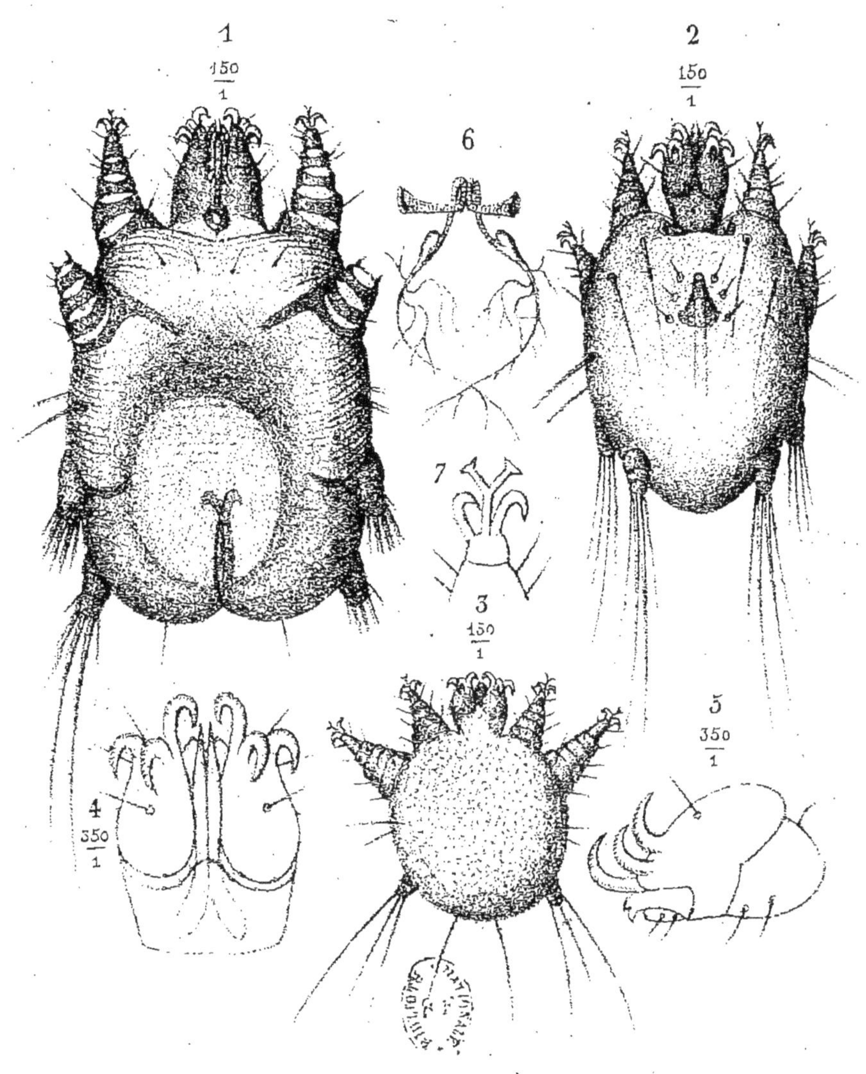

Mégnin ad nat. del. et lith. *Imp. Becquet, Paris.*

Harpirhynchus nidulans (Mégnin.)

PLANCHE XXIV.

Fig. 1. — *Myobia musculi* (Clp.). Femelle ovigère, gross. 150 diam.
Fig. 2. — Son rostre et une de ses pattes de la première paire transformés en crampons.
Fig. 3. — *Picobia Heeri* (G. Haller). Gross. 50 diam.

PL. XXIV

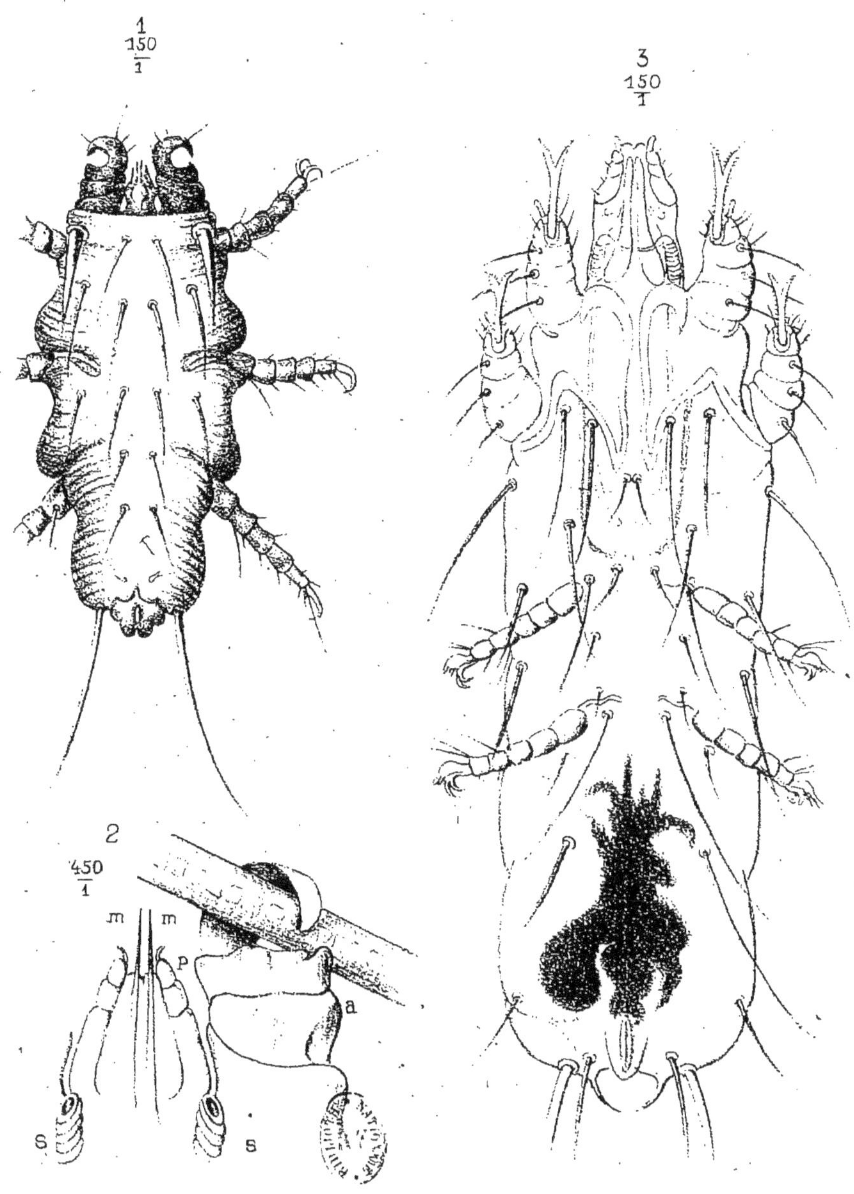

Mégnin, ad. nat. del. et lith.

Imp. Monrocq à Paris.

Myobia musculi (Claparède) Fig. 1 et 2.
Picobia Heeri (G. Haller) Fig. 3.

PLANCHE XXV.

Trombidium holosericeum (Herm.) et sa larve le *Rouget*.

Fig. 1. — Femelle ovigère, face dorsale (*œ* yeux), gross. 20 diam.
A, B C, ses différents poils.
D, extrémité d'une de ses pattes.

Fig. 2. — Un de ses œufs, gross. 100 diam.

Fig. 3. — Une larve hexapode (*Rouget*) à jeun, gross. 100 diam. (face ventrale).

Fig. 4. — La même repue, même gross., face dorsale; *œ œ*, yeux.

Fig. 5. — Extrémité d'une de ses pattes, gross. 300 diam.

Fig. 6. — Rostre de la même, face inférieure, gross. 350 diam.
mm, extrémité des mandibules.
pp. palpes maxillaires.
s, stigmate sous la hanche de la première paire de pattes.

Fig. 7. — Le même rostre vu de profil, même gross.
s, un des deux stigmates sus-céphalo-thoracique.

Fig. 8. — Une mandibule isolée au gross. de 1000 diam.

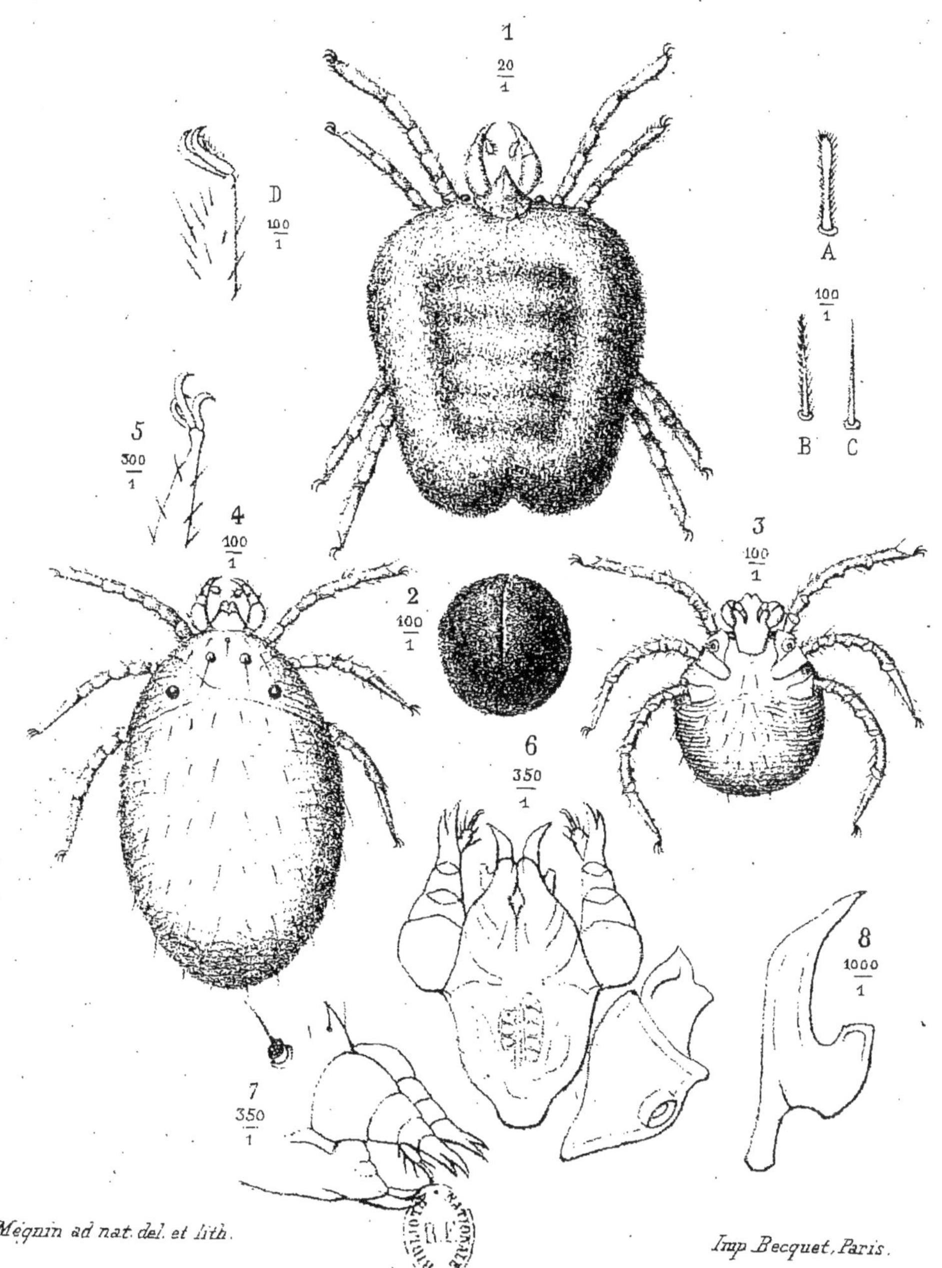

Mégnin ad nat. del. et lith.

Imp. Becquet, Paris.

Trombidium holosericeum (Linn.)
œuf et larves (Rougets.)

PLANCHE XXVI.

Demodex folliculorum (Owen), var. *caninus.*

Fig. 1. — Un mâle, de face et de profil, gross. 300 diam.
A, B, Rostre; *p*, pénis; *a* anus.

Fig. 2. — Une femelle, gross. 300 diam., face ventrale.
A, rostre; *ac*, cloaque; B, une larve apode à sa naissance.

Fig. 3. — Rostre, face inférieure, gross. 900 diam.
md, mandibules.
mx, maxilles.
pm, *pm*, palpes maxillaires.
i, joues.
ep, épistome.

Fig. 4. — Rostre, vu de profil, même gross.
ep, épistome.
md, mandibules.
pm, palpes maxillaires.

Fig. 5. — Une patte au gross. de 900 diam
a, hanche; *j*, jambe; *t*, tarse.

Fig. 6. — Larve à différents degrés de développement, gross. 300 diam.
A, larve apode; B, larve hexapode; C, larve octopode se métamorphosant en nymphe.

Fig. 7. — Follicule pileux bourré de *Demodex*.

Fig. 8 — Larve apode du Demodex de l'homme.

PL. XXVI.

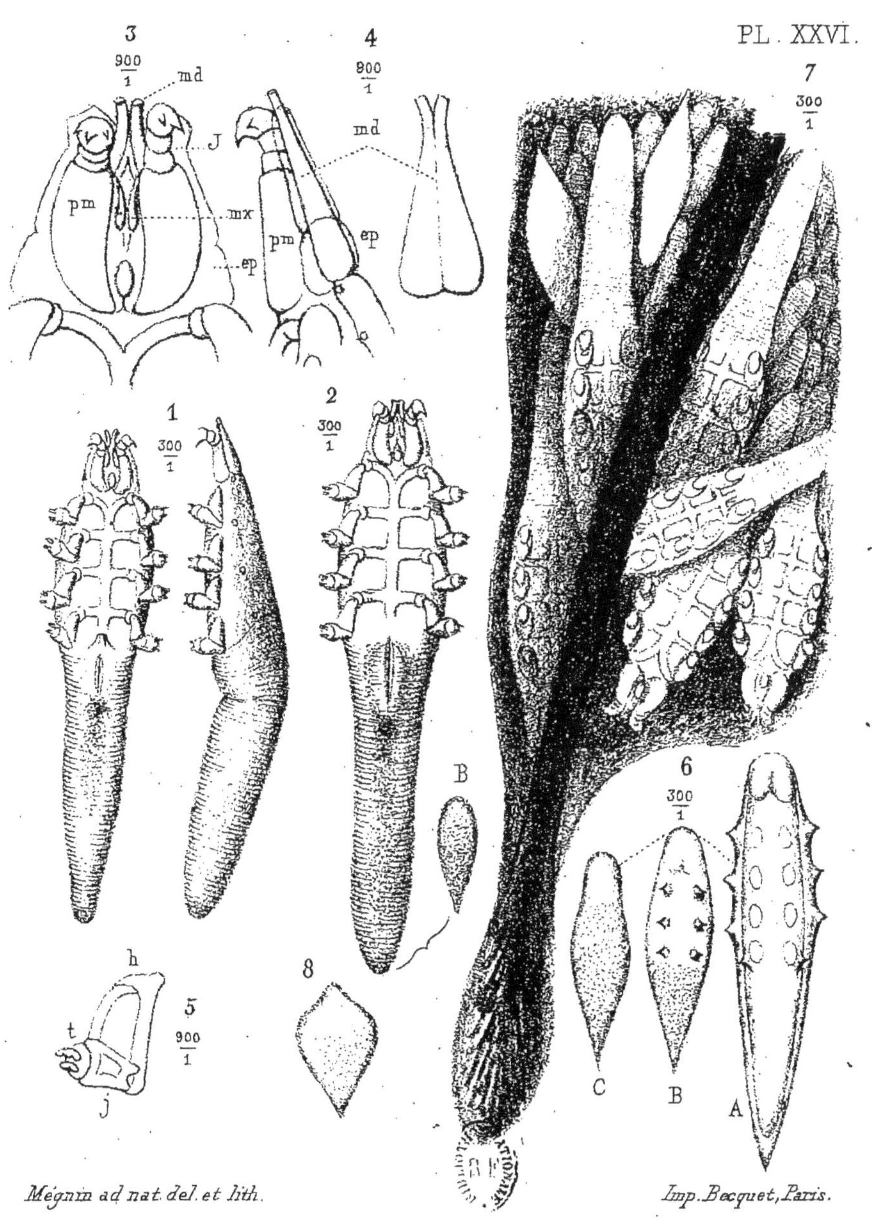

Mégnin ad nat. del. et lith. *Imp. Becquet, Paris.*

Demodex folliculorum (Owen.)

variété caninus

et larve apode de la variété hominis.

www.ingramcontent.com/pod-product-compliance
Lightning Source LLC
Chambersburg PA
CBHW071519200326
41519CB00019B/5994
9782019295349